Docteur E. ROLLAND

Chirurgien-oculiste à Toulouse.

# Myope

## et

## Bossu

PAR

### FLEXION DE LA TÊTE PENDANT LA LECTURE

> Les écoliers deviennent *myopes* et
> *scoliotiques* grâce à la position cour-
> bée de leur corps lorsqu'ils sont assis
> sur de mauvais bancs (construits à
> l'ancienne mode).
>
> Professeur ESMARCH.

Avec 7 planches, 23 figures dans le texte
et une planche hors texte.

## PARIS

LIBRAIRIE J.-B. BAILLÈRE ET FILS
19, RUE HAUTEFEUILLE, 19

1902



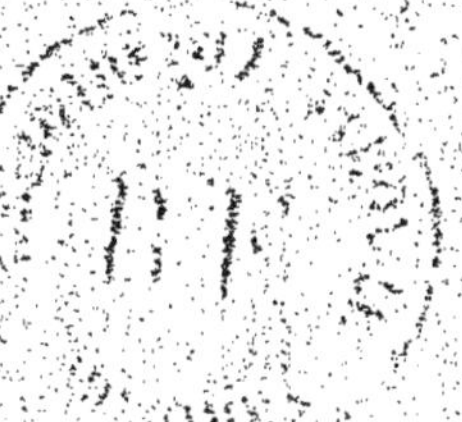

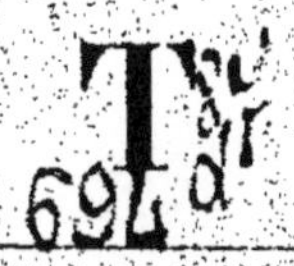

Docteur E. ROLLAND

Chirurgien-oculiste à Toulouse.

# Myope

## et

# Bossu

PAR

## FLEXION DE LA TÊTE PENDANT LA LECTURE

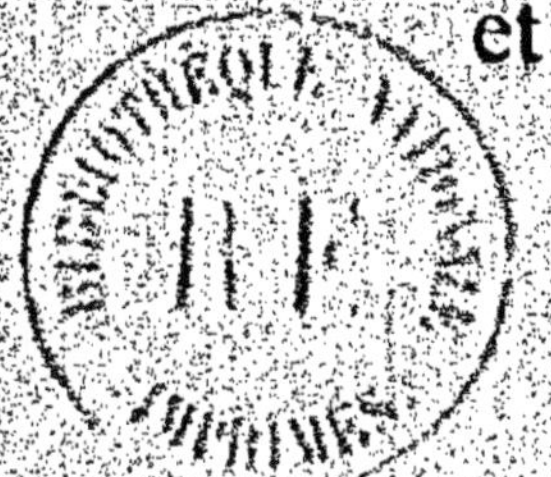

Les écoliers deviennent *myopes et
scoliotiques* grâce à la position cour-
bée de leur corps lorsqu'ils sont assis
sur de mauvais bancs (construits à
l'ancienne mode).

Professeur ESMARCH.

Avec 7 planches, 23 figures dans le texte
et une planche hors texte.

PARIS

LIBRAIRIE J.-B. BAILLÈRE ET FILS

19, RUE HAUTEFEUILLE, 19

1902

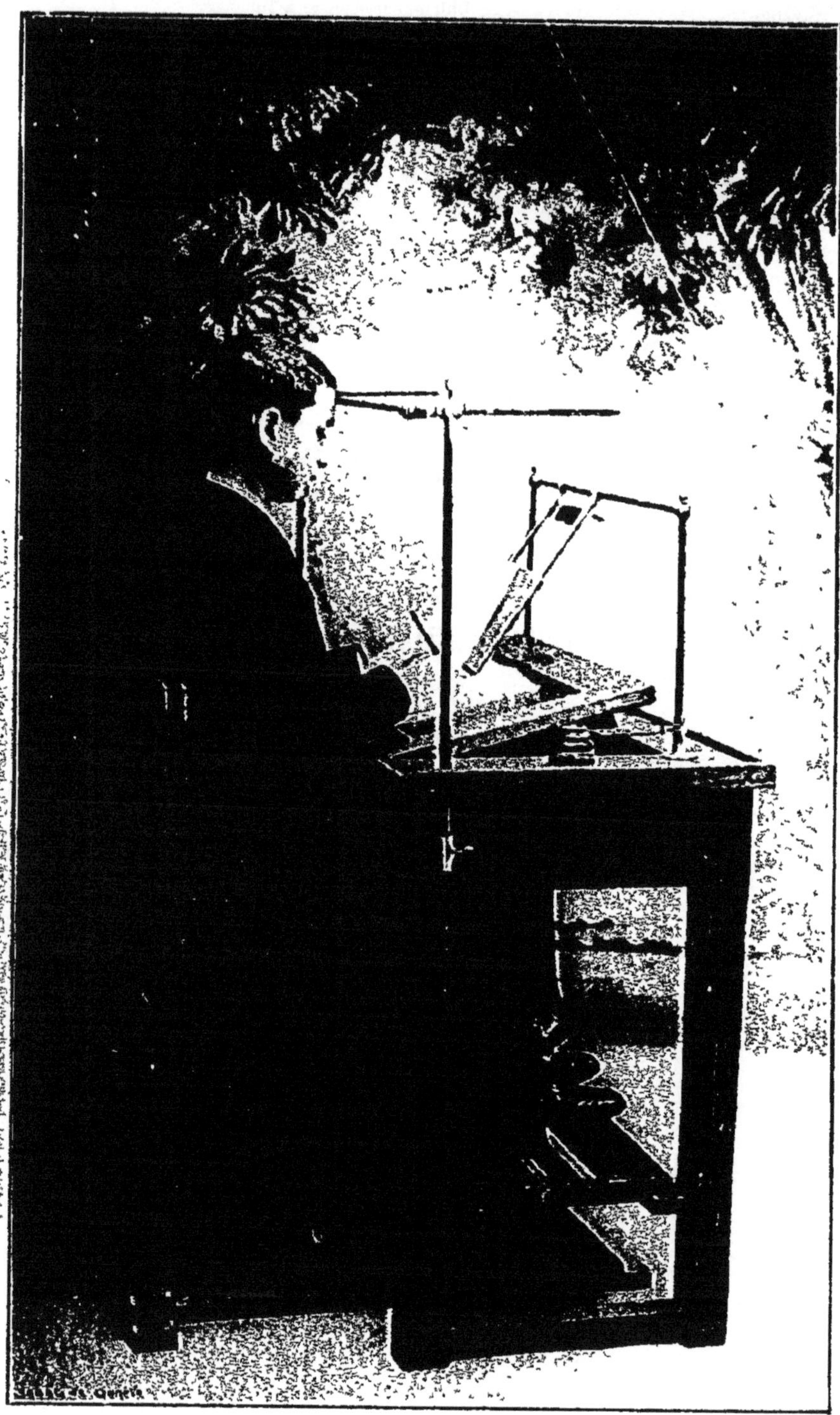

[illegible]

[illegible]

# TRAVAUX DU MÊME AUTEUR.

## CLINIQUE OPHTALMOLOGIQUE.

1870. — Altérations de la peau dans le goître exophtalmique.
1877. — De l'extraction de la cataracte sénile.
— Amblyopie et amaurose nicotinique.
— De la tumeur lacrymale.
1878. — Traitement du chalazion.
— Du décollement de la rétine.
1879. — Du glaucome.
— Traitement de l'iritis.
— Du strabisme convergent.
1880. — Ophtalmie sympathique.
1881. — Du ptérygion.
— Syphilis oculaire.
1872. — L'œil, le rhumatisme et la goutte.
— Des kératites.
— Notes ophtalmiques.
1883. — Granulations algériennes.
— De la cataracte traumatique.
1885. — Du phlegmon de l'œil. (*O. Doin*, Paris.)
— De la panophtalmie, ses causes, sa prophylaxie, son traitement. (*Recueil d'ophtalmologie*, Paris.)
1886. — Kératite sympathique. — Énucléation, guérison. (*Recueil d'ophtalmologie*.)
— L'énucléation et ses conséquences. (*Recueil d'ophtalmologie*.)
— Énucléation sous-cutanée des tumeurs dermoïdes du sourcil. (*Recueil d'ophtalmologie*.)
— Articulation orbito-oculaire, ses traumatismes. (*Recueil d'ophtalmologie*.)

1887. — Deux corps étrangers dans l'œil. — extraction, — guérison. (*Recueil d'ophtalmologie.*)

— Hémorragie générale du corps vitré, — ophtalmotomie postérieure, guérison (*Communication à la Société de chirurgie de Paris.*)

— Les troubles de la vision dans le diabète sucré ne sont pas des phénomènes de consomption. (*Congrès d'ophtalmologie de Paris.*)

— Explication expérimentale de l'immunité apanophtalmique des grains de plomb. (*Recueil d'ophtalmologie.*)

1888. — De la panophtalmie sans plaie exposée. (*Réc. d'opht.*)

— De l'énucléation dans la panophtalmie. (*Rec. d'opht.*)

— Dangers et inutilité des collyres astringents et caustiques. (*Recueil d'ophtalmologie.*)

1889. — Kératite sympathique. — Enucléation, guérison. (*Rec. d'opht.*)

— De l'antisepsie, avant, pendant et après l'extraction de la cataracte. (*Recueil d'ophtalmologie.*)

— Un cas de gliome de la rétine. (*Progrès médical.*)

— Sclérotomie extractrice. — Extraction d'une tumeur intra-oculaire par une incision de la sclérotique avec conservation totale de la vision. (*Communication à la Société de chirurgie de Paris.*)

1890. — La guerre aux préjugés. (*O. Doin*, Paris.)

— De l'opération de la cataracte chez les malades ambulants, — de la responsabilité qu'elle entraîne. (*Réc. d'opht.*)

— Moyens très pratiques d'asepsie pour la cataracte. (*Recueil d'ophtalmologie.*)

— Hémorragie générale du corps vitré, — ophtalmotomie antérieure, guérison. (*Communication à la Société de chirurgie de Paris.*)

— Traitement préventif de l'ophtalmie sympathique. (*Rec. d'opht.*)

1891. — Leçons sur la nature, l'étiologie, le diagnostic les suites, le traitement de la fluxion périodique du cheval. (*Asselin et Houzeau*, Paris.)

1891. — Nouveau guide pour l'examen pratique de l'œil fluxionnaire. — L'épreuve de la pupille. (*Asselin et Houzeau*, Paris.)

1894. — Chancre syphilitique de la face interne de la paupière
inférieure. (*Recueil d'ophtalmologie.*)

— L'articulation iro-cristalline. (*Bull. d'oc.*)

— L'antipyonine, son emploi en thérapeutique oculaire.
(*Communication au Congrès d'ophtalmologie de
Paris.*)

— Ma pratique de l'opération de la cataracte. (*Bull. d'oc.*)

— Guérison durable d'un décollement de la rétine. (*Bull.
d'oc.*)

— Cautérisation péribulbaire, son but, son procédé opé-
ratoire. (*Recueil d'ophtalmologie.*)

1895. — Kératite sympathique. (*Bulletin d'oculistique.*)

— Nouveau traitement de la myopie maligne par l'élon-
gation du nasal externe. (*Bulletin d'oculistique.*)

1896. — Nouveau pansement de la cataracte. (*Bull. d'ocul.*)

1897. — L'épidémie myopique. (*Bulletin d'oculistique.*)

— L'opération de la cataracte au domicile du cataracté
devenue pratique. (*Bull. d'oc.*)

— Résultat éloigné d'une intervention chirurgicale nouvelle ; section totale de la cornée. (*Bull. d'oc.*)

1898. — Encore la légende du moignon panophtalmique non
sympathisant. (*Bull. d'oc.*)

— Autour de l'énucléation dans la panophtalmie. (*Bull.
d'oc.*)

— La myopie des liseurs, sa cause, ses dangers, sa cure.
*Maloine*, Paris.

1899. — Le péril myopique. (*Bull. d'oc.*)

— Nouveau traitement des piqûres de « Vive ». (*Bull.
d'oc.*)

— Amputation accidentelle de l'œil en avant de l'iris. —
Amputation accidentelle en arrière de l'iris.

— Commotion, — compression, — contusion de l'œil, —
guérison. (*Bull. d'oc.*)

1900. — Un liseur devenu myope à l'âge de vingt-neuf ans.
(*Communication à l'Académie de médecine.*)

— Comment on préserve l'œil du liseur de la myopie,
de ses progrès, de ses complications. (*Maloine*,
Paris.

— De la prévention et de la cure de la myopie ; résultats
éloignés du nasalorexis. (*Communication au
XIIIe Congrès international de Paris, 1900.*)

## INTÉRÊTS PROFESSIONNELS.

La fin de la médecine rurale. — Souscription Woycikowski. — Médecins civils et médecins militaires. — Monument Woycikowski. — Les malades aisés n'ont ni le droit ni le besoin d'entrer à l'hôpital. — L'admission dans les hôpitaux des malades aisés rend impossibles les études anatomiques. — Velpeau empirique. — L'application de la loi sur l'assistance médicale est une espérance sans fondement suffisant. — L'admission des agents des chemins de fer dans les hôpitaux. — Une famille de médecins. — L'administration dans l'embarras et les médecins ruraux dans la misère. — La thèse du Dr Fauré, conseiller général, sur les abus hospitaliers. — Formation du Syndicat des médecins de la Haute-Garonne. — Du choix du président d'un syndicat par les praticiens. — Une assistée qui se paye une jambe de bois de 1,200 francs. — Le chemin du calvaire. — Un pacte de famine. — Syndicat des oculistes de France. — Grandes lignes d'un code de déontologie. — Les astrologues d'Antioche. — L'acte de vertu confraternelle est un délit. — Déconsidération professionnelle des praticiens ruraux par les cliniques des hôpitaux où les malades aisés sont admis. — Documents pour la discussion du rapport du vice-président de l'Union des Syndicats. — Impressions d'un délégué à l'assemblée générale des médecins de France. — A propos du prospectus de *l'Union*. — Réfutation de l'avant-projet d'Ordre inséré dans l'*Annuaire*. — Autour du rapport de M. Monod. — Le gouffre de la charité légale. — Assistance médicale gratuite. — Praticiens garde à vous. — La veille du Congrès de déontologie. — Le détournement de malades. — L'assistance médicale gratuite devant le Conseil général de la Haute-Garonne. — Les questions des malades aisés et riches dans les hôpitaux. — Lettre ouverte à MM. les Conseillers municipaux de la commune de Toulouse. — Plus de bulletin de santé dans les journaux politiques, etc., etc.

*In* BULLETIN D'OCULISTIQUE et *in* CONCOURS MÉDICAL, etc.

# MYOPE ET BOSSU

PAR

FLEXION DE LA TÊTE PENDANT LA LECTURE

> Les écoliers deviennent *myopes et
> scoliotiques* grâce à la position
> courbée de leur corps lorsqu'ils
> sont assis sur de mauvais bancs
> (construits à l'ancienne mode).
> Professeur ESMARCH[1]

La flexion de la tête déforme et désorganise les yeux et la colonne vertébrale, rend l'enfant, né hypermétrope et droit, *myope et bossu*, parce que les conditions dans lesquelles il lit, écrit, dessine, coud, brode, joue du piano, ne sont pas celles qu'ont formulées dans d'admirables travaux publiés à l'Étranger et en France[2] des savants patriotiquement préoccu-

[1]. Professeur ESMARCH, *Zur Belehrung über das Sitzen der Schulkinder*. Kiel, 1883.

[2]. Les premiers pionniers de la grande route internationale par laquelle la science guidée par le patriotisme a conduit le mobilier scolaire vers le progrès, ont été : BARNARD, d'Amérique (*School architecture*, 1841); FAHRNER, de Zurich (*Das Kind und der Schultisch*, 1865); COHN, de Breslau (*Untersuchungen der augen von 10,000 Schulkindern*, Leipsig, 1865); GUILLAUME, de Neuchâtel, (*Hygiène scolaire*, Genève, Cherbulier, 1865); SANDBERG, d'Upsal (*Bericht über die gelehrten und höhere Real-Schule in Upsala*, Stockholm, 1873); LIEBREICH, de Londres (*A contribution to school hygiène*, London, Churchill, 1873);

**En France :** GRÉARD, directeur de l'enseignement primaire (*Rapport au préfet sur la situation de l'instruction primaire*, 1871-1872, B. I. P. n° 91, Paris, Dupont; RIANT, *Hygiène scolaire*, Hachette, 1873; DALLY, de Paris, *Société de médecine publ.* 23 juillet 1870. CARDOT.

pés de la **prévention** et de la **cure** de la **myopie**, de la **cyphose** et de la **scoliose** des **liseurs**.

## LES CAUSES DE LA FLEXION DE LA TÊTE DES LISEURS.

La flexion de la tête des liseurs est, en effet, provoquée et graduellement augmentée par ces circonstances, que les travaux cités et bien d'autres, publiés depuis, ont dénoncées comme capables d'engendrer la **myopie**, la **cyphose** et la **scoliose**, leurs progrès, leurs complications :

1º UNE TABLE DÉPOURVUE D'UN APPAREIL MÉCANIQUE[1] pratiquement construit pour faciliter le maintien de l'équilibre de la tête, diminuer et retarder la fatigue des muscles de la nuque et du dos, fournir un *troisième* point d'appui à l'instabilité du corps du liseur assis, s'opposer sans brutalité mais réellement à l'universelle tendance qu'ont les liseurs, enfants et adultes, à se rapprocher graduellement des livres et des cahiers;

UNE TABLE, en un mot, DÉPOURVUE d'un moyen de maintenir **réellement et constamment la tête droite** et les yeux à 0ᵐ35 (minimum) du livre, du cahier, etc.;

2º UNE TABLE DÉPOURVUE D'UN PORTE-LIVRE dont l'agencement et la combinaison avec *l'appareil mécanique précédent* maintiennent *l'objet visé* à une distance constante (0ᵐ35 minimum) des *yeux viseurs*; évitent, par suite, les dangers des changements fréquents d'accommodation, de mise au point;

3º UNE TABLE DÉPOURVUE D'UN MOYEN de placer et de maintenir le bord supérieur et le bord inférieur du livre dans la position *idéale* — à égale distance des yeux — pendant la lecture *isolée*, et le cahier sur une inclinaison *différente*, mais *normale*, pendant l'écriture *isolée*;

4º UNE TABLE DÉPOURVUE DU MOYEN de procurer au travailleur de près tous ces avantages, — cette assurance à faible prime contre la **myopie**, la **cyphose** et la **scoliose**, — quand il lit et écrit **même simultanément** (copie de registre, prise de notes);

5º UNE TABLE AVEC DIFFÉRENCE INEXACTE;

6º UNE TABLE AVEC TRAVERSE POSTÉRIEURE OU TIROIRS;

[1] Les références de 1 à 10 se trouvent dans le chapitre : *Principes scientifiques de construction de mobilier scolaire formulés par les auteurs.*

7º UN APPUI-PIEDS ÉTROIT;

8º UN ENCRIER AMOVIBLE FIXÉ HORS LA PORTÉE DE LA MAIN;

9º UN SIÈGE EN DISTANCE POSITIVE, trop large ou trop étroit, sans dossier;

10º LA POSSIBILITÉ DE REPLIER les jambes sous le siège;

11º UN MAUVAIS ÉCLAIRAGE[1];

12º DES LIVRES MAL IMPRIMÉS;

13º L'ÉCRITURE PENCHÉE;

14º LA DURÉE TROP LONGUE du travail de près, de l'étude, de la classe, etc.;

15º LA RARETÉ DES INTERRUPTIONS du travail de près, à plus forte raison leur absence;

16º LA DIMINUTION DE L'ACUITÉ VISUELLE (taies de la cornée, amblyopie congénitale ou acquise, hypermétropie forte, myopie[2] astigmatisme);

17º LA FAIBLESSE DE CONSTITUTION congénitale ou acquise.

1. Les références des circonstances 11º à 17º se trouvent dans E. ROLLAND, *Comment on préserve l'œil du liseur de la myopie, de ses progrès, de ses complications*, MALOINE, Paris.

2. La myopie ne provoque pas la flexion de la tête le jour où l'enfant épèle pour la première fois un alphabet, puisqu'elle n'est pas congénitale et n'apparaît qu'après un ou plusieurs mois de lecture faite en attitude vicieuse. Mais la *vue courte* engendrée par l'exagération de courbure du cristallin ou par la distension partielle ou totale de la calotte postérieure devient, dès le jour de son apparition, une cause nouvelle de flexion de la tête, et par suite une cause nouvelle des progrès de la courbure et de la distension antéro-postérieure génératrices de la vue courte. Un degré de myopie en appelle un autre, quand l'hygiène et l'art ne s'y opposent pas. C'est cette même constatation qui faisait dire à Priestley-Schmidt, au Congrès de Birmingham, en novembre 1890 : « Plus l'enfant se penche sur un livre, plus son œil devient myope; plus un œil est myope et plus l'enfant est porté à se pencher. Il y a là un cercle vicieux qui fait que l'*œil devenu myope va de mal en pis.* »

# MYOPIE DES LISEURS

## Dilatation antéro-postérieure de l'œil par flexion de la tête pendant la lecture.

Les conséquences oculaires de la flexion graduelle de la tête pendant la lecture, l'écriture, le dessin, etc., sont :

1º Les saccades, les variations, les excès d'accommodation (mise au point) ;

2º Le spasme du muscle ciliaire ;

3º La **myopie dynamique** ;

4º Les variations et les excès de convergence ;

5º Le surmenage des muscles obliques provoqué par *l'abaissement graduel du regard* ;

6º La congestion des membranes oculaires profondes et de la tête par gêne circulatoire [1].

*A. — L'action isolée ou combinée de toutes ces conséquences de la flexion de la tête, augmente et maintient augmentée la pression des liquides de la cavité oculaire.*

*B. — L'action isolée de la congestion des membranes oculaires profondes ou combinée avec un trouble nutritif, acquis ou héréditaire, local ou général, fait le lit à la choroïdite, diminue la résistance que le fond de l'œil oppose à la pression des liquides que la cavité oculaire enferme.*

L'augmentation de la pression des liquides contenus dans la cavité oculaire et la diminution de la résistance de la paroi postérieure de l'œil produisent là ce que produit partout ailleurs la rencontre de ces deux circonstances : la dilatation.

Cette dilatation a quatre étapes. A la deuxième [2], la paroi postérieure de l'œil recule uniformément en arrière du foyer principal postérieur du cristallin (de l'objectif). La myopie que produit ce minuscule recul de la rétine est légère. Enfin, comme les membranes profondes sont encore saines, l'acuité visuelle

1. Dransart, *Hygiène de la myopie* et Académie des sciences à Paris, 18 mai 1885 ; *Société française d'ophtalmologie*, 1889.

2. Pour l'intelligence de la *première étape*, voir la planche I et les explications qui l'accompagnent.

est normale ou très proche de la normale. Cette dilatation *totale* de l'hémisphère postérieur du globe, rendue *stationnaire* par la suppression des causes de la flexion de la tête, n'a d'autre inconvénient que la *vision confuse* à distance, l'ennui de contempler l'horizon derrière le verre qui la corrige (pl. I, *fig.* 3).

A la troisième étape, la dilatation est *partielle*. Le *point* de la calotte postérieure de l'œil sur lequel la *continuité* de la pression intra-oculaire et de la congestion plutôt que leur *augmentation* s'est acharnée, étant devenu le plus faible, le moins résistant, cède le premier. Cette dilatation *partielle* se traduit *en avant* (pl. I, *fig.* 4) par une *dépression* localisée à la portion de la choroïde, qui confine au bord externe du disque optique; *en arrière*, c'est-à-dire à la face postérieure du globe oculaire, *au dos de l'œil*, par une *bosse* appelée *staphylome*, mot grec, signifiant « grain de raisin » (pl. I, *fig.* 6. côté droit).

Le calcul montre qu'une *dépression*, un allongement antéro-postérieur de 1 millimètre occasionne une myopie de 3 dioptries 1. Et l'*instruction actuelle* sur l'*aptitude physique* au *service militaire*, ordonne d'exempter du service actif et de ne pas admettre dans les grandes Écoles [1] les myopes

1. Malgré cette première sélection, le nombre des myopes admis dans les Écoles est effrayant. Sur une promotion de Polytechnique, Giraud-Teulon a trouvé 35 °/₀ de myopes; Claudot et Pierroi, sur les promotions de 1881 à 1887, 33 °/₀.; sur une promotion du Val-de-Grâce, Perrin a trouvé 83 °/₀ et Strauss 88 sur 78.

Labit et H. Polin, médecins-majors de l'armée, publient dans *Hygiène scolaire*, p. 12, t. II, une note manuscrite de Toussaint qui mérite d'être vulgarisée : c'est la statistique de Saint-Cyr de 1880 à 1892.

| ANNÉES. | NOMBRE D'ÉLÈVES. | MYOPES. | PROPORTIONS p. 100. |
|---|---|---|---|
| 1880 | 352 | 80 | 22,72 |
| 1881 | 310 | 107 | 30,40 |
| 1882 | 271 | 157 | 57,08 |
| 1883 | 812 | 187 | 40,05 |
| 1884 | 400 | 108 | 26,60 |
| 1885 | 411 | 98 | 23,81 |
| 1886 | 307 | 105 | 26,41 |
| 1887 | 801 | 106 | 26,50 |
| 1888 | 406 | 150 | 36,91 |
| 1889 | 410 | 171 | 38,31 |
| 1890 | 437 | 160 | 30,88 |
| 1891 | 417 | 161 | 30,02 |
| 1892 | 451 | 110 | 30,83 |

dont la myopie est supérieure à 6 dioptries. Celle du 17 mars 1890 ordonnait même — et très utilement du reste[1] — d'exempter du service actif, de réformer et de ne pas admettre dans les grandes Écoles les myopies supérieures à 4 dioptries.

Ces deux instructions ont maintenu une deuxième condition : une *acuité visuelle* ramenée par des verres correcteurs au moins à 1/2 pour un œil et 1/10 pour l'autre.

Or, sur cent myopes de 6 dioptries, quarante-cinq sont dépourvus de l'*acuité visuelle* = 1/2. Si le nombre déjà très alarmant des exemptés par défaut d'acuité visuelle = 1/2 n'est pas encore plus grand, cela tient à ce que les *myopies axiles pures* de 6 dioptries sont rares, à ce que le total 6 dioptries contient une part de myopie *dynamique* (courbure exagérée du cristallin), une part de myopie *hémisphérique* (distension totale du fond de l'œil), et une part de myopie *axile* par dilatation *partielle*.

Et il faut s'en réjouir, car l'*acuité visuelle* étant en rapport inverse des altérations du fond de l'œil, et les altérations du fond de l'œil en rapport direct de la dilatation, de l'allongement des membranes profondes, il en résulte qu'une myopie, dont les 6 dioptries sont dues à la dilatation *partielle pure*, est un pied dans l'amblyopie, tandis qu'une myopie 6 dioptries formée par exemple par une dioptrie et demie de myopie *dynamique*, une demi-dioptrie de myopie *hémisphérique* et quatre dioptries de myopie axile, c'est l'*espérance* de conserver sans traitement, mais *avec peu de travail*, une acuité visuelle passable. C'est aussi la *certitude* de conserver une acuité visuelle presque normale quand on supprime la flexion de la tête et ses conséquences. À cette étape, en effet, la suppression de la *myopie dynamique* est absolument indiquée. Elle diminue la force du verre correcteur, rend la possibilité de travailler de près, et prévient merveilleusement la diminution progressive de l'acuité visuelle, la scléro-choroïdite, l'amblyopie, le décollement de la rétine, la quatrième et ultime étape.

La quatrième étape est celle des lésions irrémédiables. Les phénomènes congestifs cèdent la place à l'atrophie, à l'usure, à la corrosion, à l'amincissement des membranes profondes. La

1. J'estime que c'est sous la dictée de la clinique que le professeur Panas, président de l'Académie de médecine, a écrit : « Toute myopie inférieure à 3 dioptries est, à la rigueur, compatible avec l'intégrité du fond de l'œil. *Malheureusement, c'est là l'exception*. Presque toujours on rencontre du côté de la papille et de la partie adjacente de la choroïde des altérations propres à la scléro-choroïdite avec *staphylôme postérieur*. (*Traité des maladies des yeux*, 1894.)

dilatation de la calotte postérieure est totale. Elle suit du pôle à l'équateur le chemin que l'atrophie a creusé. Le petit staphylôme rencontré à la première étape disparaît, enseveli dans une gibbosité immense. C'est la faillite de l'œil du liseur! (pl. I, *fig.* 5.)

Le volume acquis par l'hémisphère postérieur de l'œil le repousse en avant, lui fait déborder l'ouverture palpébrale. C'est cette expulsion de l'orbite que les gens du monde ont considérée et considèrent comme une augmentation de la courbure de la cornée, et c'est dans cette sorte d'illusion d'optique qu'a pris naissance et a vécu la légende qu'une simple inspection d'un œil suffit pour reconnaître s'il est myope.

A côté de cette révélation de la *dilatation* postérieure totale s'en place une deuxième plus directe. En écartant avec les doigts les paupières et en invitant le malade à porter fortement l'œil en dedans, on découvre presque tout le diamètre antéro-postérieur. Cette manœuvre permet donc de voir à l'œil nu l'allongement considérable (jusqu'à 12 millimètres!) de l'hémisphère postérieur et même la teinte azurée qu'il doit à l'amincissement extrême de ses membranes.

Cette dernière étape révèle une dilatation encore plus exagérée : celle de la cellule cérébrale où le myope fabrique ses illusions.

« Le myope le plus extrême, qui peut à peine remuer ses yeux et ne voit pas au delà de son nez, peut-être même pas avec des lunettes, nous demande avec sérénité : « N'est-ce pas, docteur, la myopie guérit avec l'âge ? »

« ... Le myope rit du bout de son nez tacheté d'encre, qui a
« frôlé ses lignes fraîchement écrites, et nous montre tout fier
« les objets menus qu'il distingue, ne fût-ce que le nom de
« l'horloger gravé sur sa montre et qu'il a vu tant de fois de-
« puis tant d'années. » (LANDOLT.)

— N'est-ce pas, docteur, les yeux myopes sont les meilleurs yeux ?

Cependant, la flexion de la tête va sonner la curée chaude. Sa meute exige au moins un des deux yeux qu'elle a forcés.

La forme ellipsoïdale de l'œil ainsi dilaté se place nécessairement dans la direction de l'axe de l'orbite. Or les axes orbitaires divergeant d'une façon notable, les yeux distendus divergent (louchent en dehors) également et ne peuvent sortir de cette direction qu'avec difficulté. A plus forte raison n'arrivent-ils jamais à réaliser une convergence telle que l'exigerait la proximité du *punctum remotum* [1] de leurs yeux fortement myopes. Les myopes à cette étape qui persistent dans le désir de vision stéréoscopique, binoculaire, en sont rapidement convaincus. En proie à des phénomènes d'asthénopie, fatigue extrême, diplopie, douleurs de tête, vertiges très prononcés, ils doivent ou renoncer à leurs études ou attendre le moment où la perte d'un œil par strabisme divergent (loucherie en dehors) ou par décollement de la rétine leur rend la faculté de travailler en paix, le nez collé sur le papier, avec l'autre.

Le traitement des yeux arrivés à cette étape peut-il être *préventif?* Non. Le myope a tout perdu, sauf l'espérance et le désir d'enrichir les faiseurs de dupes, dans les mensonges desquels — lui qui a dédaigné les conseils de l'Hygiène et de l'Art les plus éclairés — se vautre.

Peut-il être *curatif?* Non.

« Et cela se comprend, écrit Landolt. Qu'est-ce que la méde-
« cine peut faire pour un œil distendu dans toutes ses dimen-
« sions, allongé par un staphylôme profond? Il lui est aussi
« impossible de rendre leur fonctionnement à la choroïdite
« détruite, à la rétine en ruines, aux fibres optiques à moitié
« atrophiées que de ressusciter un mort! »

Peut-il être *palliatif?* Pas davantage.

« Ces myopes extrêmes refusent toute espèce de correction
« permanente de lunettes. Si la correction n'est qu'imparfaite,
« ils n'y trouvent aucun avantage, et aussitôt qu'elle com-
« mence à leur procurer des images rétiniennes d'une cer-
« taine netteté, en se rapprochant de la neutralisation entière,
« elle les fatigue. » (LANDOLT.)

Tel est le chemin par lequel l'ignorance, le dédain des se-
cours de l'Hygiène et de l'Art, le retard ou la défectuosité de

---

1. Le *punctum remotum* est le point le plus éloigné qu'un œil peut distinguer nettement à l'état de repos, avec le minimum de réfrin-
gence. Quand l'œil a la longueur de l'œil dit *normal* (pl. 1, *fig.* 2), le *punctum remotum* est situé à l'infini. Quand l'œil a une longueur supérieure à 24 millimètres, est myope (pl. 1, *fig.* 3, 4, 5, 6), son *punctum remotum* est situé à une distance *finie en avant de lui*. Le rap-
prochement du *punctum remotum* du myope est en raison directe de la distension de l'œil, de son allongement antéro-postérieur, du *degré de sa myopie*.

leur application conduit, à des allures diverses, l'enfant,
l'adulte, de la FLEXION de la tête vers l'INUTILITÉ SOCIALE [1].

1. « Il ne se passe pas d'années où nous n'assistions à de véritables
scènes de désolations de la part des élèves et des parents. Il y a peu
de temps, au collège Rollin, l'élève qui obtenait le premier prix de ma-
thématiques spéciales et un accessit à la Sorbonne se voyait refuser
l'entrée de l'École polytechnique pour *cause de myopie* et venait
chercher auprès de moi un conseil trop tardif.

« Quant aux élèves des écoles primaires, aucun avis compétent ne
leur est donné, non plus qu'à leurs parents ou à leurs maîtres, tou-
chant le choix du métier qu'ils peuvent embrasser. Aussi la myopie
qui commence à l'école ne fait qu'augmenter d'année en année, alors
qu'ils sont en apprentissage.

« Il y a quelques jours, la directrice d'une des écoles de la ville de
Paris m'adressait une pauvre fille, sa meilleure élève, qui rêvait d'entrer à l'École normale d'institutrices, travaillait avec acharnement et
ne réussissait qu'à accroître sa myopie déjà excessive et menaçante
pour sa vision, etc., etc. » (Gorecki).

On lit dans *la Dépêche* de Toulouse :

MYOPES. — « La chronique des tribunaux nous apporte une histoire
bien édifiante. C'est celle d'un jeune homme studieux qui fut déclaré
admissible à l'École polytechnique avec le n° 10. Mais alors on s'aper-
çut que l'élève avait la vue courte, et il fut obligé de renoncer à la
carrière militaire.

« Ce premier coup, pourtant assez rude, n'abattit pas notre malchan-
ceux jeune homme. Il concourut pour l'École du génie maritime et y
entra avec le n° 1. Seulement, à ce moment-là, il fut forcé de quitter
l'École du génie maritime comme il avait précédemment quitté l'École
polytechnique. Il tomba alors à la misère la plus noire. On l'a arrêté
il y a quelque temps au moment où dans l'enceinte de l'Exposition
il dérobait une bouteille de liqueur..... »

*Libre Parole*, 8 décembre 1900. — Autre navrante histoire. Celle-ci
est celle d'un normalien :

« Très intelligent, M. Paul B... fit d'excellentes études; il se pré-
para à l'École normale supérieure, il se présenta au concours d'entrée
et fut admissible. A l'oral, il échoua. Il dut, au lendemain de son
échec, partir pour le régiment. Exempté pour myopie, dénué de ressources, il chercha des leçons, n'en trouva point, perdit courage,
accepta une situation des plus médiocres en Allemagne. Au bout de
deux ans et demi il était de retour. Mais les gens de sa connaissance
s'étaient dispersés.

« Le malheureux était seul et sans un sou; de plus, il était revenu
avec un vice : dans ses années de désespérance et de misère, il s'était
mis à boire. Hier, dans un cabaret du Quartier-Latin, étant ivre, il
insulta des gardiens de la paix. On le conduisit au commissariat.

— M. Nimier, médecin principal, dit :

« Je dois vous signaler d'une façon toute particulière, parmi les raisons multiples qui légitiment tous les efforts faits en vue de réduire le nombre des myopes en France, une *raison militaire*. Chaque année, dans le contingent, près de **deux mille** hommes sont, du fait de leur myopie (supérieure à six D.), déclarés impropres au service militaire; c'est là une perte *de deux bataillons d'infanterie* sur le pied de guerre. »

— Dans la marine, l'usage des verres étant inacceptable, on n'admet la myopie à aucun degré.

— La myopie exclut des Compagnies de chemins de fer les myopes moyens (traction, exploitation, voie) et des places de leur administration centrale tous ceux qui ont un degré de myopie supérieur à celui qui est toléré dans l'armée.

— En Allemagne, et actuellement en France, les Compagnies d'accidents n'assurent pas les ouvriers myopes.

Ce sont ces désastres évitables qui justifient cette phrase de DIXD : « Le préjudice causé par l'école est hors de proportion avec le bénéfice qu'on en retire. »

*N.-B.* — J'ai pris ces exemples « d'inutilité sociale par myopie » dans le domaine public, parce que l'intérêt bien entendu de ma clientèle et la loi m'interdisent de révéler les tristesses myopiques que j'observe journellement.

# MYOPIE DES LISEURS.

## Dilatation de l'œil produite par la flexion de la tête pendant la lecture.

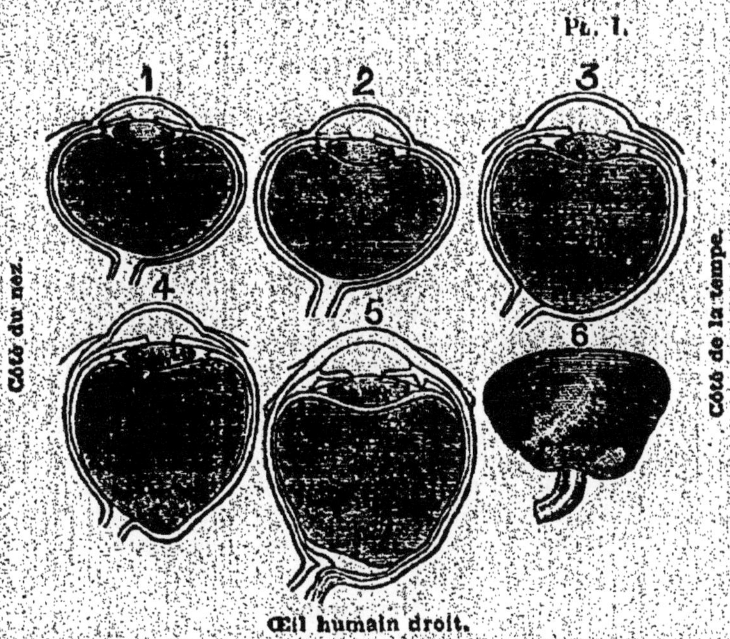



Œil humain droit.

Fig. 1, 2, 3, 4, 5, coupe horizontale. — Fig. 6, coupe verticale.

*Fig.* 1. **Œil hypermétrope.** — (Rétine en avant du foyer), organe absolument sain, pourvu de merveilleuses qualités anatomiques et fonctionnelles, — *congénitalement* capable de procurer aux enfants et aux adultes ce qu'il leur doit : une acuité visuelle parfaite, un champ visuel et une faculté d'orientation extrêmes, une vision très nette des objets rapprochés à l'aide d'une forte contraction de son muscle ciliaire (mécanisme de son objectif visible dans la figure) et une vision très nette des objets éloignés à l'aide d'une contraction modérée de son muscle ciliaire.

L'œil né hypermétrope reste tel chez ceux qui ne savent pas lire et

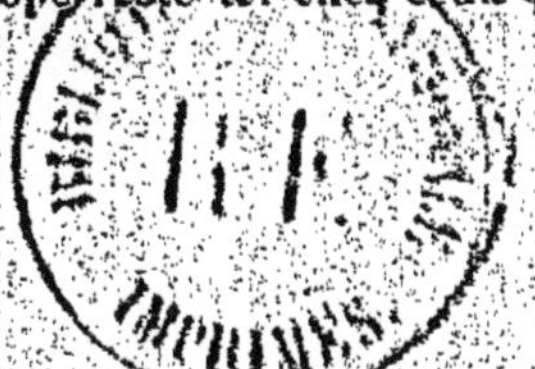

2

chez les *liseurs* dont la coque oculaire (la chambre noire oculaire) a dans sa partie postérieure (le châssis qui porte la rétine, la plaque sensible) une solidité supérieure à la poussée qu'exercent sur elle d'avant en arrière les liquides intra-oculaires comprimés par les CONSÉQUENCES (excès d'accommodation, de convergence, de congestion) de la FLEXION DE LA TÊTE pendant la lecture, etc.

*Fig. 2. Œil emmétrope.* — (Rétine très peu en avant ou très peu en arrière du foyer principal postérieur). — *Première étape de la dilatation antéro-postérieure.* — Organe encore sain, encore pourvu de très bonnes qualités anatomiques et fonctionnelles, d'une acuité visuelle, d'un champ visuel, d'une faculté d'orientation suffisants, — rendu capable par le recul (que les CONSÉQUENCES de la FLEXION DE LA TÊTE pendant la lecture ont produit) de voir distinctement les objets rapprochés à l'aide d'une contraction modérée du muscle ciliaire et les objets éloignés sans contraction du muscle ciliaire.

L'*œil emmétrope* peut demeurer tel si son *fond* recouvre et conserve une résistance supérieure à la poussée qu'exercent sur lui les liquides intra-oculaires comprimés par les CONSÉQUENCES de la FLEXION DE LA TÊTE au moment précis où la rétine qu'il porte va franchir ou vient de franchir le foyer de son cristallin (de l'objectif).

*Fig. 3. Œil myope par dilatation uniforme et légère de son hémisphère postérieur.* — (Rétine un peu plus en arrière du foyer principal postérieur qu'à l'étape précédente). — *Deuxième étape de la dilatation* par CONSÉQUENCES de la FLEXION DE LA TÊTE.

*Fig. 4. Œil myope par dilatation partielle (axile) d'un point de l'hémisphère postérieur surajoutée à la précédente.* — Rétine encore plus en arrière du foyer principal postérieur. — *Troisième étape de la dilatation* par CONSÉQUENCES de la FLEXION DE LA TÊTE, révélée en avant par une *dépression* (fig. 4) et en arrière par une *bosse* (fig. 5), désignées sous la rubrique *staphylôme postérieur*.

*Fig. 5. Œil myope par dilatation totale mais extrême du fond de l'œil.* — (Rétine très en arrière du foyer principal postérieur. — *Quatrième et ultime étape de la dilatation de l'œil* par CONSÉQUENCES de la FLEXION DE LA TÊTE.

# DÉVIATIONS DE LA TAILLE DES LISEURS

J'écris cyphose et scoliose « des liseurs », contrairement à l'usage, qui veut cyphose et scoliose « scolaires ».

Car « scolaire » incrimine uniquement « l'école ».

Or, les déviations de la taille que je vise apparaissent comme la myopie, parce que l'enfant lit en une ATTITUDE VICIEUSE dont l'école n'a pas le monopole.

La maison est complice des méfaits de l'école; je crois même qu'elle détiendrait le record de L'ATTITUDE VICIEUSE, si les enfants y passaient tout le temps de la scolarité.

Les établissements ont fait quelques efforts pour améliorer le mobilier du liseur, tandis que dans les familles, même les plus fortunées, l'enfant, l'adulte, lisent sur une table, un bureau qui, même quand il a coûté fort cher, ne possède aucun des organes sans lesquels le liseur ne peut pas *maintenir* sa tête, son corps en ATTITUDE DROITE.

C'est cette connaissance du mauvais mobilier sur lequel les enfants font leurs devoirs à la maison qui a dicté à Uffelmann[1] ces lignes :

« Il y a beaucoup d'enfants qui font leurs devoirs écrits à l'appui de la fenêtre, dont la faible largeur les force à placer le cahier obliquement, tandis que la proximité du mur gêne les genoux de l'enfant et le force à se placer obliquement. Quand le fait se renouvelle journellement, et c'est le cas d'un grand nombre d'écoliers, il y a là une cause d'affection scoliotique encore plus dangereuse que la défectuosité de l'attitude pour écrire. Il en est de même de l'habitude de faire les devoirs en d'autres endroits mal appropriés pour cela, par exemple sur une commode, sur un sopha, sur une table ronde (de salle à manger), ou même sur une chaise devant laquelle l'enfant est assis sur un tabouret. »

1. UFFELMANN, *Traité de l'hygiène de l'enfance.*

A l'école, enfin, la surveillance de l'attitude existe à l'état réglementaire.

L'article 28 du Règlement des écoles prescrit aux maîtres « de veiller à ce que les élèves se conforment exactement aux principes qu'ils leur auront donnés sur la position du corps pendant l'écriture ».

Je sais bien, comme le fait remarquer le D<sup>r</sup> Riant, « qu'avec le mobilier scolaire *actuel* (1808) il est parfois difficile, sinon impossible, d'obtenir, même *avec la plus scrupuleuse attention*, que l'enfant garde une position conforme aux exigences de l'hygiène ». (*Hygiène scolaire*, p. 108.)

Puis je n'ignore pas que les parents ne demandent à l'Hygiène et à l'Art de prévenir les progrès de la myopie et les déviations de la taille, qu'au moment où les premiers sont synonymes de « cécité » et les deuxièmes de « bosse ».

La cause de ces tristesses, contre lesquelles je lutte, est l'ignorance du « péril myopique » et du « péril scoliotique » dans laquelle vivent les parents et quelques médecins.

M. le professeur Combe, de Lausanne, au commencement d'un mémoire[1] auquel je vais faire de nombreux emprunts — on n'emprunte qu'aux riches — dénonce cette ignorance en ces termes :

« Il n'y a peut-être pas de maladies dont on s'inquiète moins que d'une déviation de la colonne vertébrale. Cela est si vrai que le langage ordinaire lui-même reflète cette nonchalance et cette insouciance surprenantes. Ne donne-t-on pas aux formes avancées de ces malformations corporelles des noms aussi vagues et aussi peu nets que possible? L'enfant, dit-on, « se tient mal », il a une épaule qui avance, un côté plus haut que l'autre, il est mal planté, mal bâti, il est déformé, etc... Expressions qui doivent toutes correspondre au terme médical de « déviations de la colonne vertébrale », dont les scolioses forment la plus grande partie.

« Cependant, les déviations vertébrales ne sont pas rares, car elles se montrent surtout chez les peuples civilisés et **paraissent augmenter en fréquence et en gravité à mesure que grandit le degré d'instruction et de civilisation.**

« *La plupart des statistiques démontrent, en effet, que les*

---

1. *Les déviations de la colonne vertébrale dans les écoles de Lausanne*, in ANNALES DE MÉDECINE ET DE CHIRURGIE INFANTILES. Paris, 15 mai, 1<sup>er</sup> juin, 15 juin 1901, par les docteurs COMBE, professeur de clinique infantile à la Faculté de médecine, SCHOLDER et WEITH, médecin de l'Institut Zander de Lausanne.

*pays dans lesquels l'instruction obligatoire est introduite sont aussi ceux qui ont le plus grand nombre d'enfants déviés, alors que les nations non civilisées ne montrent que très exceptionnellement des scolioses.*

« Et pourtant cette affection est d'une importance considérable pour l'avenir de l'enfant, car il n'est certes pas indifférent qu'un corps en croissance présente une déviation vertébrale, **celle-ci ne pouvant que progresser une fois qu'elle a commencé.**

« L'ignorance de ce fait est certainement la cause principale qui fait que les parents s'inquiètent si peu de savoir si leur enfant est dévié ou non.

« Une seconde cause est que la déviation n'est pas visible extérieurement et qu'elle doit être recherchée au moins dans ses débuts.

« Une troisième cause, enfin, de cet état de choses, est que le scoliotique lui-même ne se plaint pas de son mal à ses parents. En effet, l'enfant ne peut pas voir sa déviation, et il est rare qu'il en souffre. Les symptômes objectifs causés par les déviations, tels que les troubles respiratoires, digestifs, ou les névralgies, ne se montrent que dans les cas graves ou très avancés.

« Tout concourt donc à laisser les parents dans l'ignorance d'un mal qui *devrait être traité dès ses débuts.* Le plus souvent, c'est la tailleuse qui s'inquiète la première : elle a coupé un vêtement symétrique, qui ne va pas; il faut qu'il y ait une irrégularité dans le dos de l'enfant. On cherche, et cette irrégularité est une déviation vertébrale, mais déjà très accentuée, puisqu'elle est visible extérieurement.

« La déviation vertébrale est donc une affection qui veut être recherchée et qu'il est excusable de ne pas avoir reconnue. Mais ce qui est inexcusable de la part des parents, c'est que, même reconnue, bien peu s'en inquiètent, et que de tous côtés on entend assurer que les scolioses se corrigent toutes seules et qu'il ne vaut pas la peine de s'en occuper.

« On voit même, chose plus étrange et plus grave encore, on voit des médecins, insouciants ou ignorants, se servir des mêmes mots de consolation, parler de guérisons spontanées des scolioses, sans en avoir jamais vu une seule. C'est à eux que LORENZ, de Vienne, adressait ces paroles : « Il serait vraiment bien à désirer que la notion de l'importance extrême du traitement rapide de la scoliose au début soit mieux connue des médecins. On verrait moins souvent des mères aller de leur propre chef chez le bandagiste chercher un corset ou un soutien sous lequel, quand ce n'est pas à cause duquel, la déviation de leur enfant augmente, lentement, progressivement et sûrement.

« Espérons que le cri d'alarme poussé, ces dernières années, par quelques chirurgiens, sera entendu ; espérons que les statistiques, toujours plus nombreuses, faites dans les écoles et démontrant l'augmentation croissante des scolioses ouvriront les yeux aux autorités scolaires ; espérons surtout que le malheureux optimisme avec lequel beaucoup de médecins et tous les parents ont l'habitude de regarder les scolioses au début fera place à la notion bien nette de leur importance et de leur gravité. »

Oui, ayons cette espérance ! Car toutes les précautions prises pour prévenir et corriger la *cyphose* et la *scoliose des liseurs* préviennent et corrigent l'ATTITUDE VICIEUSE qui engendre la *myopie des liseurs*, ses progrès, ses complications.

Enfin, comme l'écrit M. le professeur Combe (*loc. cit.*), « le mal est grand et il est temps que l'on s'en préoccupe. »

## L'ATTITUDE VICIEUSE EST LA CONSÉQUENCE DE LA PERTE DE L'ÉQUILIBRE STATIQUE PAR FLEXION DE LA TÊTE.

Le premier mouvement du liseur assis est une FLEXION DE LA TÊTE en avant. « D'abord retenue par les muscles de la nuque, la tête s'incline de plus en plus à mesure que ceux-ci se fatiguent. Cette flexion de la tête entraîne le thorax avec la colonne vertébrale qui, grâce au poids des viscères thoraciques, s'incurve de plus en plus à mesure que les muscles du dos sont fatigués.

« Ce mouvement de FLEXION DE LA TÊTE en avant s'accentue encore, grâce au poids des viscères abdominaux. » (Professeur COMBE, *loc. cit.*)

La *conséquence* de CETTE FLEXION DE LA TÊTE et de ces déplacements viscéraux est la *perte de l'équilibre statique*.

« L'équilibre statique des corps dans la station bipède, comme *dans la station assise ou bifessière*, est maintenu par la seule *résistance* des tissus élastiques et des os ayant le sol pour point d'appui, tandis que la *puissance* est représentée par le poids des parties du corps situées au-dessus du lieu considéré. Les muscles n'interviennent que pour amener ou ramener la ligne de propension dans la verticale du centre de gravité. » (DALLY, *Académie de médecine*, le 3 septembre 1878.)

Le liseur en station assise perdant ainsi l'équilibre fait ce que perdant l'équilibre dans la station bipède il aurait fait : « Il cherche un *point d'appui*. Or, dit le D<sup>r</sup> RIANT, il n'en peut trouver qu'un : la table ».

La perte de l'équilibre statique a donc pour conséquence la *pose instinctive* sur la table des deux coudes, ou d'un des avant-bras, en un mot l'ATTITUDE VICIEUSE.

L'ATTITUDE VICIEUSE par *point d'appui* pris sur les deux coudes engendre la CYPHOSE (*fig.* 7, page 25).

L'ATTITUDE VICIEUSE par *point d'appui* pris sur l'avant-bras gauche engendre la *scoliose gauche* (pl. III, *fig.* 11, page 30).

L'ATTITUDE VICIEUSE par *point d'appui* pris sur l'avant-bras droit engendre la *scoliose droite* (pl. III, *fig.* 10, page 30).

Dans ces deux derniers cas, la genèse de la déformation de la taille étant identique, pour éviter des répétitions et me conformer à la description de DALLY, je ne parlerai que de la genèse de la *scoliose gauche*, la plus fréquente.

# CYPHOSE DES LISEURS,

## Déviation antéro-postérieure de la taille par attitude vicieuse pendant la lecture.

La cyphose des liseurs ou « dos rond » est caractérisée par une courbure postérieure générale considérable intéressant la région cervicale et dorsale. Les épaules tombent, les omoplates sont ailées, la poitrine est enfoncée, mais surtout le cou proémine en avant en entraînant la tête qui est penchée vers le sol ; le bassin est presque horizontal. La lordose (courbure à convexité antérieure) manque ou est remplacée par une lordose sacrée, les fesses sont aplaties, le ventre est très proéminent. L'axe du corps passe derrière l'oreille et derrière l'axe bicotyloïdien ; par contre, il se trouve très en avant dans la cyphose cervico-dorsale. » (Professeur COMBE.)

La cyphose congénitale est très rare[1]. Elle est due au rachitisme congénital, tel qu'il s'observe à la suite des troubles de nutrition grave subis par la mère pendant le cours de la grossesse et au mal de Pott.

« La cyphose des premières années est aussi une manifestation certaine du rachitisme. » (PIÉCHAUD, *Traité des maladies de l'enfance*, V, p. 689.)

Mais, précisent MM. Combe, Scholder et Weilh, il ne faut pas confondre les cyphoses ordinaires avec la cyphose rachitique, si fréquente chez les petits enfants. Celle-ci présente une cyphose *dorso-lombaire* bien différente de la cyphose *cervico-dorsale*, du *dos rond des liseurs*. (*fig* 7 et pl. II, *fig*. 9).

La *cyphose des liseurs* doit être soigneusement distinguée du mal de Pott cyphotique qui, lui aussi, forme une *bosse* ; mais cette *bosse*, au lieu de présenter une courbure uniforme

---

1. « En dehors du rachitisme et du mal de Pott, la cyphose est très rare. » (BOUVIER et P. BOULAND.)

et indolore comme dans la *cyphose des liseurs*, présente dans le mal de Pott cyphotique des déviations angulaires accompagnées de douleurs spontanées et provoquées.

La *cyphose des liseurs* est beaucoup moins fréquente que la *scoliose des liseurs*.

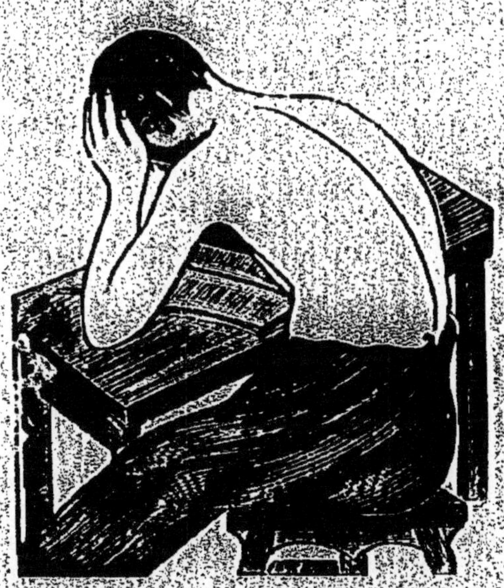

*Fig. 7.* — Cyphose des Liseurs. — Conséquence de l'attitude vicieuse par point l'appui pris pendant la lecture sur les deux coudes.

« On peut dire que tout enfant assis en position négligée (les deux « coudes appuyés sur la table) présente une cyphose considérable, et « pour peu que cette station se prolonge outre mesure, la courbure « *transitoire* devient *définitive*, L'ENFANT A LE DOS ROND. »

D' Combe, professeur de clinique infantile à l'Université de Lausanne.

L'enquête de MM. Combe, Scholder et Weith prouve :

*a)* Que sur 2,314 enfants on trouve 135 courbés, soit 5,8 % ;

*b)* Que les jeunes filles sont un peu moins (5,6 %) courbées que les garçons (5,9 %) ;

*c)* Que le nombre des cyphoses augmente dans les établissements où les tables et les bancs ne sont pas faits à la mesure du liseur ;

*d)* Que la cyphose cervico-dorsale augmente dans les établissements mal éclairés où l'enfant est contraint de fléchir la tête en avant pour distinguer les caractères des livres, pour impressionner une plus grande partie de sa rétine.

L'enquête de MM. Combe, Scholder et Weil établit, en un mot, que la cyphose cervico-dorsale est due au travail de près exécuté en ATTITUDE VICIEUSE, confirme l'opinion des éminents orthopédistes BOUVIER et PIERRE BOULAND : « La cyphose juvénile se produit aussi sous l'influence de certaines actions musculaires répétées ; ainsi les myopes qui baissent la tête pour regarder de près, les enfants qui écrivent ou dessinent, les jeunes filles qui cousent ou brodent pendant longtemps sont exposés à devenir voûtés. »

**Genèse de la cyphose des liseurs.** — Je ne rappellerai pas toutes les causes *prédisposantes* de la cyphose. Elles sont celles indiquées au chapitre « Myopie des liseurs », celles que nous retrouverons au chapitre « Scoliose des liseurs ». Je dois simplement montrer que la FLEXION DE LA TÊTE EN AVANT en est bien la cause *déterminante*. Pour s'en convaincre de *visu*, il suffit de comparer la figure 7 représentant L'ATTITUDE VICIEUSE du liseur appuyé sur les deux coudes, et la figure 9, pl. II (forme de la colonne vertébrale dans cette ATTITUDE VICIEUSE), que je dois à l'obligeance de M. le professeur COMBE, de Lausanne, et à celle de M. le Dr PÉRIER, de Paris ; à la figure 8, pl. II (forme de la colonne vertébrale dans L'ATTITUDE DROITE : tête droite, corps droit), prêtée également par ces deux confrères.

Cette contemplation, même très courte, justifie l'opinion de BOUVIER et de PIERRE BOULAND et celle que M. le professeur COMBE exprime en ces termes :

« On peut dire que tout enfant assis (en position négligée, *fig.* 9) présente une cyphose générale considérable, et *pour peu que cette station assise* se prolonge outre mesure, la courbure *transitoire* devient *définitive*, L'ENFANT A LE DOS ROND, », a une BOSSE.

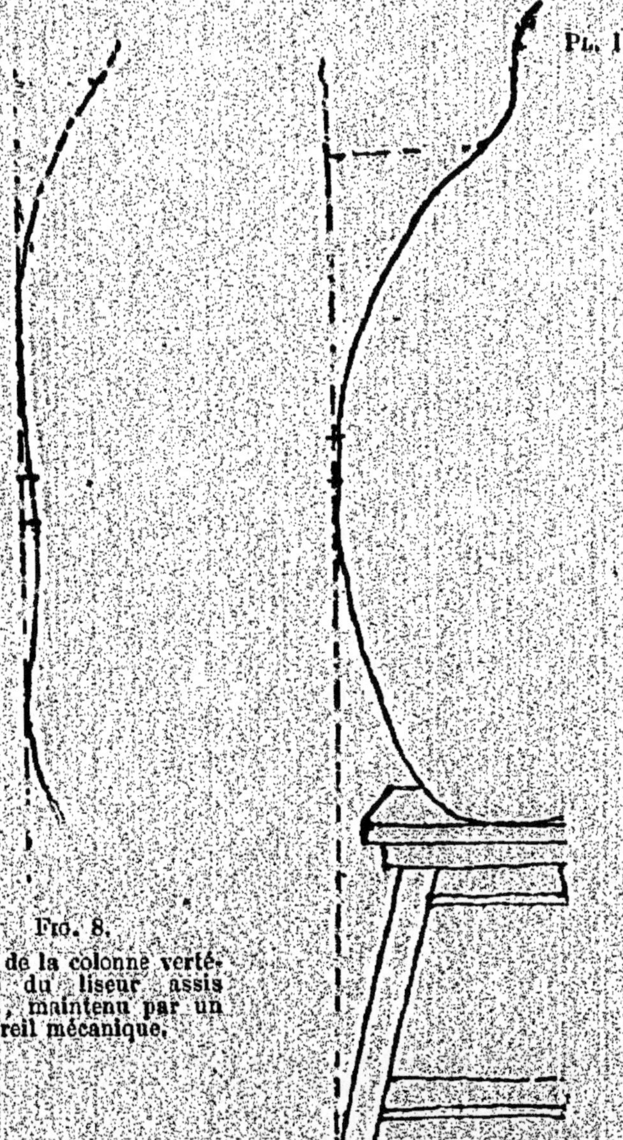



Fig. 8.

Forme de la colonne vertébrale du liseur assis droit, maintenu par un appareil mécanique.

Fig. 9.

Courbure considérable de la colonne vertébrale du liseur assis, quand aucun appareil mécanique ne le maintient droit.

# LA SCOLIOSE DES LISEURS

## Déviation latérale de la taille par attitude vicieuse pendant la lecture.

Dès l'année 1833, John Forbes écrivait : « Nous visitions dernièrement, dans une de nos grandes villes, un internat renfermant quarante jeunes filles, et nous apprenions, par une enquête attentive, qu'il n'y en avait *pas une seule*, parmi celles qui s'y trouvaient depuis plus de deux ans, *qui ne fût pas contournée*[1]. »

GUILLAUME, de Neuchâtel, trouve[2] :

218 scolioses sur 731 enfants, 29 %;

KRUG, de Dresde :

357 scolioses sur 1,418 enfants, 25 %;

HAGMANN, de Moscou :

Sur 1,664 filles examinées, *scolioses*, 29 %;

KALBACH, sur 2,333 filles examinées, scolioses, 26 %;

COMBE, SCHOLDER et WEITH trouvent :

571 scolioses sur 2,314 enfants, 26 %.

« Ce chiffre, le quart de la population scolaire, est vraiment « effrayant, surtout si l'on réfléchit qu'il se produit *pendant* et « *à cause* de la période scolaire. » (COMBE, *loc. cit.*, p. 368.)

Que dire de la statistique[3] dressée à Stuttgard, d'après les prescriptions ministérielles de 1876, dans laquelle sur 709 élèves de dix à dix-huit ans 640 ont des déviations rachidiennes (90,26 %)!

1. SPENCER, *de l'Éducation.*
2. GUILLAUME, *Hygiène scolaire*, Genève, Cherbuliez, 1865.
3. LABIT et POLIN, *Hygiène scolaire*, t. II, p. 39.

Dans une école supérieure de filles de Paris, Dujardin-Baumetz trouve 17/20 et 20/20 pendant trois années consécutives. Thorens[1] confirme ces observations dans les classes supérieures des écoles communales du VIII<sup>e</sup> arrondissement de Paris.

.˙.

Les preuves que la scoliose est bien engendrée par le travail de près se trouvent dans ces faits :

1° Quand les jeunes filles, pendant les récréations de leur pension, ont le droit de prendre leurs ébats, ou quand, rentrées dans leur famille, elles participent au travail du ménage, aux commissions, aux soins à donner aux petits frères, aux sœurs, le nombre des scolioses qu'elles fournissent est égal (Combe) à celui que l'on constate chez les garçons placés dans les mêmes conditions.

Quand, au contraire, pendant les récréations de leur pension ou rentrées dans leur famille, les jeunes filles sont contraintes à prolonger la durée du travail qui provoque l'ATTITUDE VICIEUSE à faire du crochet, à broder, à coudre, à prendre des leçons particulières de langues étrangères, de chant, de dessin, de peinture, de piano, le nombre des scolioses que fournissent ces jeunes filles est supérieur à celui que l'on trouve chez les garçons, qui, leurs devoirs terminés, ont le droit de ne plus imposer à leur tête, à leurs yeux, à leur tronc, l'ATTITUDE VICIEUSE de l'étude.

2° Eulenburg, Combe, Scholder, Weith ont trouvé *avant la période scolaire* 8 % de scolioses, et *pendant la période scolaire* 89 % de scolioses.

Krug, de Dresde, a examiné deux cents enfants avant leur entrée à l'école : *aucun d'eux n'était scoliotique.*

Après deux années d'études, *quarante-trois étaient scoliotiques.*

Dally[2], de Paris, a observé en une seule année plus de trente cas de scoliose dont l'origine scolaire se montrait jusqu'à l'évidence. Cet éminent orthopédiste, dont les travaux sont universellement connus et appréciés, estime que *parmi les jeunes filles diplômées de seize ans* IL N'Y EN A PAS UNE QUI N'OFFRE UN INÉGAL DÉVELOPPEMENT DES ÉPAULES, DES OMOPLATES, DE LA POITRINE. (S. M. P., 23 juillet 1879.)

---

1. THORENS, *Soc. de méd. publ.*, 1881.
2. DALLY, *Soc. de méd. publ.*, 23 juillet 1879.

8° *Le nombre des scolioses augmente avec le niveau des classes.*

Autrement dit, plus les enfants ont lu, écrit, dessiné en ATTITUDE VICIEUSE, plus le nombre des scolioses qu'ils fournissent est grand.

Pl. III.

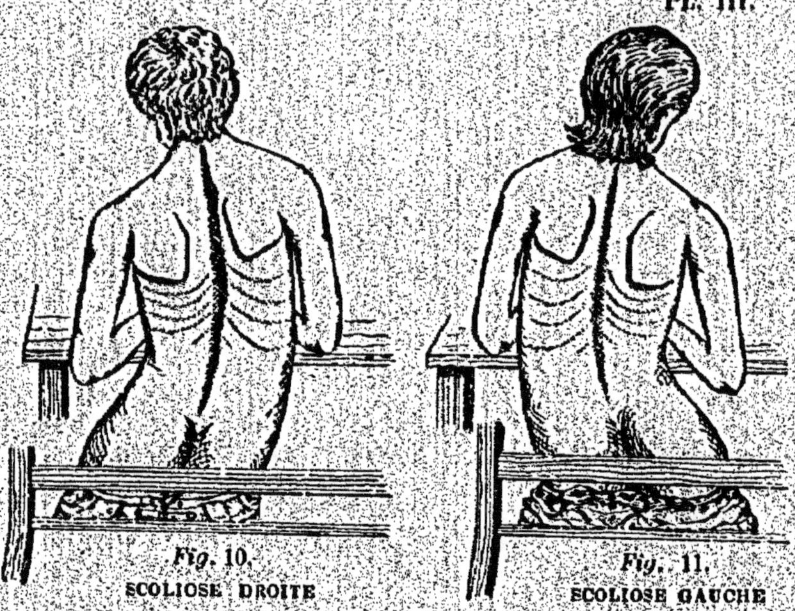

<table>
<tr><td>Fig. 10.<br>SCOLIOSE DROITE</td><td>Fig. 11.<br>SCOLIOSE GAUCHE</td></tr>
</table>

Nous nageons donc en plein dans les faits à l'aide desquels, depuis Cohn[1] de Breslau (1865), l'origine scolaire de la myopie a été tellement bien établie qu'elle ne fait plus de doute pour personne.

Et c'est avec infiniment d'à-propos que M. le professeur Combe en fait ainsi la remarque :

« Il est curieux de rapprocher ces deux chiffres (p. 370, *loc. cit.*) qui *prouvent qu'à mesure que l'on examine une classe supérieure le nombre des scolioses augmente progressivement* de ceux que nous avons trouvés dans une enquête faite avec M. le Dr EPERON, de Lausanne, sur la myopie dont l'origine scolaire ne fait plus aucun doute. La progression n'y est pas plus manifeste. »

4° *MM. Combe, Scholder et Weith* (p. 370, *loc. cit.*) *prouvent, à l'aide de chiffres, que le nombre des myopies et des*

1. H. COHN, *Untersuchungen den von 10660 Schulkindern*, Leipsig, 1865.

*scolioses est en raison inverse de la surface vitrée de chaque classe.*

Pourquoi ? parce qu'un bon éclairage prévient ce qu'il faut, dit Javal, prévenir à tout prix : le besoin de rapprocher les *yeux viseurs de l'objet visé*, du livre, du cahier.

5° *La prédominance de la scoliose gauche.* — Dans 571 scolioses, MM. Combe, Scholder et Weith ont trouvé :

|  |  |  |  |
|---|---|---|---|
| Gauches.............. | 401 scolioses, soit | 70,3 % |
| Droites.............. | 121 | — | 21,1 % |
| Combinées.......... | 49 | — | 8,6 % |

En d'autres termes, les 21,6 % de scolioses se décomposent comme suit :

17,2 % sinistro-convexes;
5,2 % dextro-convexes;
8,5 % combinées.

Les scolioses gauches prédominent dans la statistique Combe, Scholder et Weith. Il y en a à peu près quatre fois plus que de droites.

Cette scoliose en C correspond exactement à l'ATTITUDE VICIEUSE que les enfants prennent pendant le travail de près : lecture, écriture, etc., ainsi que Meyer à Furth et Schenk à Berne l'ont démontré. « Voilà, dit le professeur Combe, encore une preuve, s'il en était besoin, de l'influence prépondérante de l'école dans l'étiologie de la scoliose. »

Les chiffres de Krug, de Dresde, correspondent exactement à ceux de mes confrères de Lausanne.

6° *L'observation d'Ory.* — Je viens de montrer, en m'appuyant sur les travaux des auteurs précités, que l'enfant en ATTITUDE VICIEUSE GAUCHE, celle qu'il prend communément dans les écoles, par fatigue des muscles de la nuque et du dos et par prescription de certains maîtres (l'écriture penchée) lui permet de faire de la scoliose à grande courbure gauche, à convexité gauche. Si c'est bien l'ATTITUDE VICIEUSE G, qui engendre la scoliose *gauche*, il faut nécessairement que l'ATTITUDE VICIEUSE DROITE engendre la scoliose à grande courbure *droite*, à convexité droite. Or l'observation d'Ory le prouve, et par surcroît condamne au feu et les bancs à plusieurs places et même les bancs à deux places.

Deux sœurs travaillaient à une table trop étroite pour leur donner l'aisance des mouvements.

La première, âgée de quinze ans, qui en occupait le côté gauche, avait l'habitude de se tenir sur la fesse gauche, en ATTITUDE VICIEUSE GAUCHE : elle fit de la **scoliose à convexité GAUCHE**.

La seconde, âgée de treize ans, se tenait nécessairement dans l'attitude unifessière droite, le corps reposant sur le coude et l'avant-bras droits, le poignet et la main gauche, appuyés sur le milieu de la table, parce que, faute de place, elle ne pouvait pas y mettre le coude : cette ATTITUDE VICIEUSE DROITE lui procura une scoliose à grande courbure DROITE.

7° Combe, Scholder et Weith trouvent 24 % de scoliotiques et Krug de Dresde, 25 % ; Kallbach de Pétersbourg, 26 % ; Hagmann de Moscou, 29 %.

Pourquoi cette différence ? Doit-elle être attribuée à la façon différente dont a été faite l'enquête ? Non. « Notre enquête, disent MM. Combe, Scholder et Weith, a été faite de la même manière que celle de Dresde, de Pétersbourg, de Moscou. »

L'explication de cette différence dans le chiffre des scoliotiques se trouve dans la QUALITÉ du mobilier scolaire. A Lausanne, le mobilier scolaire vaut mieux que celui des écoles de Pétersbourg et de Moscou. — Je le sais, connaissant tous les modèles (147) employés dans toutes les parties du monde et ayant de la construction de ce genre d'appareils une expérience plus complète que celle de la plupart des médecins.

Mais alors même que je serais incapable d'estimer à sa valeur préventive de l'ATTITUDE VICIEUSE le mobilier scolaire, l'argument précédent ne perdrait pas un pouce de sa valeur.

Il suffit pour le montrer de rappeler que dans cet admirable travail de MM. Combe, Scholder et Weith il y a tout ce qu'il faut lire pour apprendre, quand on l'ignore, que la scoliose est comme la myopie, un produit d'ATTITUDE VICIEUSE par défectuosité du mobilier de lecture.

Qu'on en juge !

Les bâtiments scolaires où se trouvent les élèves examinés s'appellent Saint-Roch, Villamont, Beaulieu, Ouchy.

« Saint-Roch est le plus ancien bâtiment scolaire ; il présente une surface vitrée de 15ᵐ2, soit un rapport (surface vitrée, surface de plancher) de 0ᵐ18 ; de plus, son MOBILIER TRÈS ANCIEN N'EST PLUS A LA HAUTEUR DES EXIGENCES MODERNES, et malgré la bonne volonté du personnel enseignant, IL Y EST TRÈS DIFFICILE D'ADAPTER LES TABLES A LA TAILLE DES ÉLÈVES...

« Ouchy, Beaulieu ont 21ᵐ25ᶜ de surface vitrée, soit un rapport de 0,27 et un MOBILIER MODERNE BIEN ADAPTÉ A LA TAILLE DES ENFANTS ».

Or, écoutez tous, parents et maîtres, c'est Saint-Roch « la plus ancienne école, dans laquelle l'éclairage et le mobilier laissent à désirer », qui donne la plus forte proportion de scolioses, de cyphoses, de myopies !

**Genèse de la scoliose des liseurs.** — *Première étape ou étape de la flexion.* — La pose instinctive de l'avant-bras gauche sur *la table* a pour conséquence de faire reposer le poids total du corps à peu près moitié sur la fesse gauche, moitié sur le coude gauche. Le coude, à l'aide de l'articulation de l'épaule, reçoit ce fardeau et le transmet à la colonne vertébrale, au niveau de la région cervico-dorsale, qui devient le centre de gravité, dans cette attitude factice. Ce point cède, car

Pl. IV.

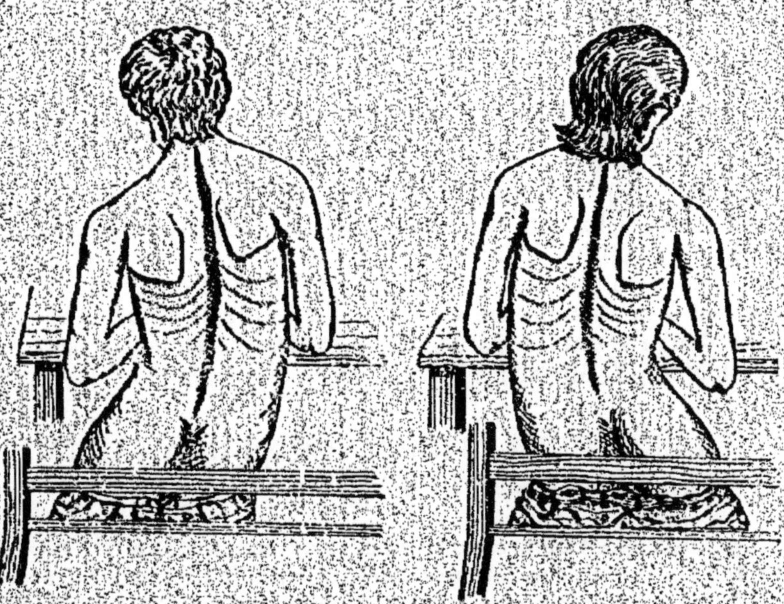

| *Fig.* 12. SCOLIOSE DROITE | *Fig.* 13. SCOLIOSE GAUCHE |
|---|---|
| Conséquence de l'attitude vicieuse par point d'appui pris pendant la lecture sur l'avant-bras droit. | Conséquence de l'attitude vicieuse par point d'appui pris pendant la lecture sur l'avant-bras gauche. |

(D'après Dally.)

il n'est nullement préparé à supporter un tel poids pendant un temps souvent considérable.

Il se produit, en conséquence, dans la région cervico-lombaire une courbure unique à convexité gauche, qui commence au cou et offre son maximum au milieu de la colonne vertébrale (pl. IV, *fig.* 12 et 13). (D'après DALLY.)

A cette première étape, où « l'élément flexion » prédomine, la déviation de la taille est curable. Il suffit de supprimer sa cause : la FLEXION DE LA TÊTE pendant la lecture, l'écriture, etc., le travail de près.

*Deuxième étape* ou *étape de la déformation.* — Il en est autrement et de façon très rapide, quand l'ignorance ou le dédain des ressources de l'Hygiène et de l'Art permettent à l'ATTITUDE VICIEUSE, à la FLEXION DE LA TÊTE de persister.

Sa persistance a, en effet, pour conséquences successives : la surcharge, le déplacement latéral des pressions, le maximum de pression du côté droit[1], la diminution de la vitalité du côté comprimé (concave), l'anémie de ses deux points d'ossification supérieur et inférieur, le raccourcissement des ligaments, l'atrophie de ses cartilages, la compression, la dénutrition, l'amoindrissement de ses côtés, la distension du ligament élastique du côté non comprimé (convexe), la torsion des corps vertébraux sur eux-mêmes, la déviation des apophyses épineuses du côté de la concavité, — la voussure des côtes gauches (côté convexe), le soulèvement et la projection en arrière de l'omoplate, la torsion du bassin, le développement exagéré du côté non comprimé (convexe), la SCOLIOSE, la BOSSE, l'éternel stigmate, non pas de celui qui la porte, mais de ceux qui permettent à la FLEXION DE LA TÊTE d'outrager de la sorte l'enfant dont ils ont la garde. (D'après Dally, Huter, Roser, Wolkmann, V. Mayer.)

## INFLUENCE QUE LES DÉVIATIONS DE LA TAILLE EXERCENT SUR LES AUTRES ORGANES.

*Cyphose.* — « Compression veineuse du cou, avec goître ; au thorax, un rapprochement des côtes, une diminution des espaces intercostaux, une diminution de la cage thoracique, difficulté de respiration et de circulation, l'abdomen se plie, l'estomac est comprimé et ses mouvements sont rendus plus difficiles. » (Professeur COMBE, *Rapport médical présenté à la Commission des écoles de Lausanne,* 1897.)

*Scoliose.* — Je résume le mémoire de BOUVIER et PIERRE BOULAND. (Dict. *Dechambre,* p. 605.)

Les premières périodes de la scoliose sont accompagnées de quelques symptômes fonctionnels généraux dépendant non de la déviation du rachis mais de l'état général de l'économie qui a contribué à la production de la courbure.

1. Dans la scoliose gauche. Dans la scoliose droite c'est le côté gauche qui est comprimé.

On ne peut guère voir à ce moment, comme effet immédiat de la courbure, que la douleur plus ou moins vive ressentie par certains sujets au voisinage de l'épaule, à l'extérieur ou dans le voisinage des côtes, du côté *qui menace de devenir proéminent.* Cette douleur, de même que celle que d'autres sujets éprouvent à la région lombaire, paraît moins résulter de l'influence directe de la déformation sur les parties molles que de leur distension prolongée par les flexions que la scoliose provoque.

Ce n'est qu'à un degré plus avancé que le resserrement des cavités splanchniques, la compression mécanique d'un certain nombre d'organes gênent l'exercice de diverses fonctions et impriment à l'organisme des individus gibbeux un cachet tout à fait spécial.

Je dois me contenter d'énumérer les modifications que subissent les principaux actes de la vie.

La déviation latérale de la taille a donc pour conséquences des troubles de la respiration, un embarras de la circulation, des désordres de la digestion et de la nutrition, des troubles de l'innervation (engourdissement, refroidissement des parties inférieures, etc.), des maux de tête, des vertiges, des congestions, etc.), de la phonation (voix), un retard dans la puberté.

« ... S'il est fâcheux d'être myope ou dur d'oreille, cela ne
« diminue qu'en partie la force vitale; une déviation avancée
« de la colonne vertébrale diminue, par contre, la force de ré-
« sistance.

« Elle produit des déformations de la poitrine nuisibles aux
« organes respiratoires et au cœur, elle peut causer des rétré-
« cissements du bassin, ce qui peut avoir plus tard de graves
« conséquences pour les jeunes filles...

« ... Il est donc nécessaire que les enfants de nos écoles, qui ne peuvent pas consulter un médecin facilement, aient l'occasion d'être rendus attentifs aux dangers qu'ils courent en négligeant de se soigner dès le début. » Professeur Combe, *loc. cit.*, p. 327.

# PRINCIPES SCIENTIFIQUES

## DE

# CONSTRUCTION DU MOBILIER SCOLAIRE

### FORMULÉS PAR LES AUTEURS

**Il est nécessaire d'ajouter aux tables des liseurs un pupitre mobile incliné au moins à 45°.**

— DE WECKER et LANDOLT : « Une autre condition essentielle pour éviter le rapprochement excessif et surtout une position (flexion de la tête) capable d'amener et d'entretenir la congestion de la face, c'est que le livre qui sert à la lecture soit placé sur un plan incliné. Cette inclinaison sera *plus grande* pour la lecture que pour l'écriture. »

— Dr EMMERT, *professeur d'ophtalmologie à l'Université de Berne* : « Ce qui conviendrait le mieux à l'œil serait que l'inclinaison de la table soit assez forte pour que, lorsque l'élève regarde au milieu d'un grand livre ou d'un cahier, la distance de l'œil au bord supérieur du livre soit la même qu'au bord inférieur. »

— Dr RIANT, *membre de la Commission des bâtiments et du mobilier scolaire* : « J'ajouterais cependant à des tables plates, excellentes pour le dessin, moins bonnes, à mon avis, pour l'écriture et *surtout pour la lecture*, un PETIT PUPITRE MOBILE, comme cela se fait dans beaucoup d'écoles des États-Unis. La même table peut alors servir sans inconvénient pour l'étude et pour le dessin, sans fatiguer les yeux de l'enfant. »

— Dr ABADIE : « On munira chaque place d'un support destiné à maintenir le livre à 45° pendant la lecture. »

— Dr DRANSART, *directeur de l'Institut ophtalmique de Somain* : « Pour la lecture, une pente de 45° serait préférable. C'est dans cette position que les muscles de l'œil peuvent fixer avec le minimum de travail et de fatigue. Aussi serait-il *désirable de voir surajouter un tout* PETIT PUPITRE MOBILE EN FIL DE FER sur lequel chaque élève pourrait placer son livre. L'inclinaison de ce pupitre *mobile* jointe à celle du pupitre *fixe* donnerait l'angle désirable pour la lecture, soit 45°.

**La seule mesure pouvant inspirer confiance c'est l'adoption de tables pourvues d'appareils mécaniques s'opposant à la flexion de la tête. —** Dans un rapport adressé à M. le Ministre de l'Instruction publique par l'Académie de médecine, Maurice Perrin, au nom d'une Commission dont faisait partie Giraud-Teulon, disait (23 mars 1880) : « Pour opposer une digue à l'accroissement du nombre des « myopes et au développement de la myopie, on a fait quelques « efforts. On a modifié le mobilier scolaire, on a recommandé « la surveillance la plus attentive. TOUT CELA EST INSUFFISANT. « *La seule mesure qui puisse inspirer confiance,* C'EST « L'ADOPTION DE TABLES POURVUES D'APPAREILS MÉCANIQUES « s'opposant à l'universelle tendance qu'ont certains enfants « à se rapprocher outre mesure. »

**La position assise n'est pas une position de repos. — Ses dangers quand elle est prolongée. —** « On entend souvent dire que l'enfant assis sur un banc se repose. C'est une erreur.

« Nous avons vu que la position assise est une position active ; seule une contraction continuelle des muscles du dos et des jambes peut nous tenir sur notre siège, et cette contraction musculaire continue engendre bientôt une fatigue extrême. Aussi, l'enfant ne peut rester droit sur son siège, les muscles fatigués se relâchent, et le dos se courbe autant que les ligaments vertébraux le lui permettent en formant une cyphose considérable.

« Un maître qui exige que ses élèves soient toujours droits exige donc une impossibilité.

« Bientôt la fatigue devient grande, l'enfant épuisé s'appuie sur ses coudes ou avant-bras, et sa position devient aussitôt asymétrique. Cette position asymétrique une fois choisie devient une habitude qui entraîne tous les inconvénients de la position vicieuse et qui, si elle dure trop longtemps, amène la scoliose.

« ..... En résumé, être assis longtemps, que ce soit à l'école ou à la maison, amène nécessairement à la longue, d'abord une courbure antéro-postérieure du rachis, puis une **position** asymétrique vicieuse qui engendre tôt ou tard la scoliose si l'enfant y est prédisposé.

« Pour les jeunes filles, ainsi que Schildbach l'a relevé, la position asymétrique est encore augmentée par les jupes. Les élèves entrent de chaque côté dans leur banc qui est à deux places, la jupe retenue se tend et se trouve déplissée et mince sous le côté du siège qui se trouve vers le milieu du banc, sous l'autre côté la jupe est tassée et plissée en plusieurs doubles les uns sur les autres. Le bassin s'incline en dedans et la colonne lombaire forme une convexité tournée vers le milieu du banc. Pour éviter cet inconvénient, il faudrait que les jeunes filles prissent l'habitude de placer également leurs jupons sous le siège ou qu'elles changent souvent de place avec leur voisine de banc. »                                COMBE (loc. cit.).

**Attitude normale.** — « La partie supérieure du corps doit être maintenue droite; la colonne vertébrale ne doit être contournée ni à droite ni à gauche; les omoplates à la même hauteur doivent, avec le bras, être appliqués sur les côtes, sans jamais porter le poids du corps. Les deux coudes, de niveau et presque perpendiculaires sous les omoplates, ne doivent pas être appuyés, les mains et une partie de l'avant-bras seulement reposant sur la table; il faut que le poids de la tête soit bien en équilibre sur la colonne vertébrale, de façon qu'elle ne penche jamais en avant; elle ne doit tourner sur son axe horizontal que juste assez pour que, la face étant légèrement inclinée, l'angle formé par le rayon visuel dirigé sur le livre ne soit pas trop aigu.

« *Toute simple et naturelle qu'elle paraisse*, cette position ne peut être obtenue avec les bancs et tables actuellement en usage. » (Dr LIEBREICH.)

**La position debout vaut moins que la position assise.** — Les inventeurs de pupitre à différence variable prônent beaucoup le travail debout, en se basant sur le fait que la position assise provoque l'incurvation du rachis, favorise l'onanisme par congestion des organes génitaux. Ils montrent que le calcul, la géographie, la lecture, peuvent se faire debout, position qui reposerait les enfants.

« Nous ne partageons pas cette manière de voir et nombreux sont les médecins scolaires qui sont de notre avis.

« Et, tout d'abord, nous l'avons démontré, ce n'est pas la position assise qui cause l'incurvation de la colonne vertébrale, mais bien la *position assise en avant* qui est une position mauvaise avec ventre et poitrine en dedans.

« Ensuite, nous doutons fort que la position assise sur un *banc* exerce une influence sur les mauvaises habitudes des enfants.

« Enfin, et c'est là surtout le point capital, la position *debout fatigue beaucoup plus vite* que la position assise. Elle produit une pression sur les cartilages par le poids du corps, une tension des ligaments, enfin une contraction des muscles qui déterminent l'équilibre et l'extension des membres. Or, cette tension musculaire est tout spécialement et très rapidement fatigante comme le démontre la fatigue rapide ressentie lorsqu'on tient un objet à bras tendu.

« De plus, cette station debout exerce une influence défavorable sur la circulation veineuse et lymphatique. Pour peu qu'elle se prolonge, il se produit un gonflement des veines et une enflure des pieds telle qu'elle s'observe si fréquemment chez les menuisiers et forgerons.

« Enfin, la tension des ligaments, la pression sur les os des pieds favorisent la formation des pieds plats plus ou moins douloureux; des jambes en *x* telles qu'elles se voient chez les boulangers, domestiques, garçons de café.

« Ce n'est pas tout, comme nous l'avons dit, la position *debout fatigue très vite et les enfants cherchent instinctivement des points d'appui pour leurs membres fatigués:* les genoux s'appuient l'un contre l'autre; le poids du corps repose tantôt sur une jambe, tantôt sur l'autre; les hanches se cambrent; la colonne vertébrale s'incurve, la poitrine s'appuie sur le rebord de la table; les coudes, les avant-bras servent tour à tour de points d'appui.

« Celui qui s'observe en travail debout, au militaire par exemple, verra que la fatigue des muscles, qui, il est vrai, ne ne produit pas de déviations vertébrales chez l'adulte, rend le cerveau inapte au travail cérébral. Or, ceci est encore beaucoup plus vrai chez l'enfant.

« Ainsi, la position debout offre des dangers, d'autant plus considérables que le maître n'a aucun moyen de prévoir le moment où la fatigue commence, moment qui arrive excessivement vite. »
                                        Professeur COMBE.


**Avantages de la table à hauteur constante.** — Dr RIANT : « Il n'est point indispensable de faire faire plusieurs modèles de tables; cela présente même un très sérieux inconvénient pour le maître, qui est alors obligé de se baisser constamment afin de surveiller le travail des plus jeunes enfants. Il suffit d'avoir, avec un modèle unique de table, des bancs de trois ou quatre hauteurs différentes, et, sous la table, des barres d'appui ou tabourets de hauteurs correspondantes et à distance convenable pour recevoir les pieds de l'élève. »

**La table doit être mobile et légère.** — D^r RIANT : « Une des grandes difficultés à résoudre pour la disposition de notre mobilier scolaire est que l'on voudrait des tables et des bancs à la fois très solides, fixes, et pouvant au besoin être déplacés. Aux États-Unis, en Suède, le mobilier n'a pas toujours cette fixité. *Malgré* ou plutôt *avec* cette table mobile et légère, l'élève apprend à ne pas troubler l'ordre et la symétrie de la classe; et il trouve dans cette responsabilité une leçon qui n'est pas sans profit. Nos tables sont des *immeubles*; c'est pour cela, et non par devoir, que l'enfant en respecte l'arrangement. N'est-ce pas perdre l'occasion d'une leçon pratique ? »

D^r LABIT et POLIN : « Les tables-bancs doivent être mobiles pour se prêter aux nettoyages. Cette règle exclut les tables pesantes et massives, à élèves multiples. »

**Avantages des tables à une seule place.** — GRÉARD, *directeur de l'enseignement primaire* : « C'est un système qui, sans exiger une superficie de classe plus considérable, permet d'isoler chaque élève et de lui constituer, comme son domicile propre, un siège et un pupitre avec tous les accessoires du travail.

« Rien n'est indifférent, rien n'est insignifiant dans ce détail de l'organisation matérielle des classes. C'est une partie essentielle de l'éducation; car il doit en résulter pour l'enfant des habitudes de convenance, de propreté, de bonne tenue. Une classe bien aménagée, bien ordonnée, où l'élève entre avec un sentiment de plaisir mêlé de respect, le dispose et le contraint moralement, pour ainsi dire, à l'application et au travail. »

D^r RIANT : « Plusieurs essais sont faits en ce moment (1899) de tables à deux places... Sans doute, cela paraît déjà une notable amélioration, si on compare le modèle actuel aux anciens systèmes; mais *pourquoi*, lorsqu'il s'agit d'une grande dépense, *ne pas choisir tout de suite le mieux !* Pour nous, la table à deux places n'est pas sans inconvénients; deux élèves s'entendront mieux que trois ou cinq pour faire du bruit, ou pour échapper d'une façon quelconque à une surveillance nécessaire. Admise aujourd'hui, cette table pourrait bien être condamnée demain, et ce serait un nouveau matériel à construire. Néanmoins, le manque de place est une sérieuse objection au système de la table individelle. Aux États-Unis, en Suède, où la place ne manque pas, chaque élève a sa place et son pupitre indépendants. Un couloir existe entre chaque rangée de bancs pour le passage du maître et des élèves. N'est-il pas regrettable de refuser chez nous une excellente innovation, et de faire faire une table moins bonne, parce que nous avons déjà un mauvais local, un emplacement insuffisant? Nous verrons tout à l'heure comment on peut avoir des tables isolées qui ne tiennent pas beaucoup plus de place que les tables communes actuelles. » (*Voir* page 73.)

... « L'enfant, qui dans la classe ne prenait aucun soin de la table ou du banc qu'il partageait avec ses camarades, devient soigneux du banc et de la table affectés à son seul usage, parce qu'il en est responsable. Ce n'est pas, on le comprend, le seul avantage que présente ce système d'isolement au point de vue de l'hygiène morale de la classe. »

**Instabilité du liseur assis.** — « Dans la position assise, le corps soutenu par la colonne vertébrale repose sur les deux ischions. L'ischion ayant à peu près la forme d'une douve de tonneau, il en résulte que l'homme assis peut être comparé fort bien à un cheval à bascule. C'est dire qu'il se trouve en équilibre instable et qu'il lui faut encore un autre point d'appui. » Dr COMBE, *professeur à la Faculté de médecine de Lausanne.*

**Distance positive.** — L'intervalle entre l'arête antérieure du siège et l'arête postérieure de la table est appelée, depuis Farhner, DISTANCE.

On dit que la *distance* est *négative* quand le bord antérieur du siège est en avant d'une verticale allant du bord postérieur de la table au sol. La distance est *nulle* quand le bord antérieur du siège est en contact avec cette verticale et *positive* quand le bord antérieur du siège n'atteint pas cette verticale. La distance nulle est le *strict nécessaire*.

Farhner a le premier dénoncé les dangers de cette disposition qui, dans de vieux modèles, atteint jusqu'à 0m25. « La distance positive entraîne l'enfant à *se porter en avant, à s'asseoir sur le bord du banc*, c'est-à-dire sur une arête qui lui comprime douloureusement les nerfs et l'incite à changer à chaque instant d'altitude, tandis que ses organes abdominaux sont refoulés, la partie inférieure du thorax immobilisée, ses épaules rejetées

en arrière et le champ de l'hémostase réduit. » LABIT et POLIN,
*Hygiène scolaire.*

« Il est indiscutable qu'avec un écart de plus de 5 centimètres entre la table et le banc, l'enfant sera disposé, contraint
même, s'il est petit, à se pencher sur la table, pour s'en rapprocher. La surveillance du maître ne peut rien contre une

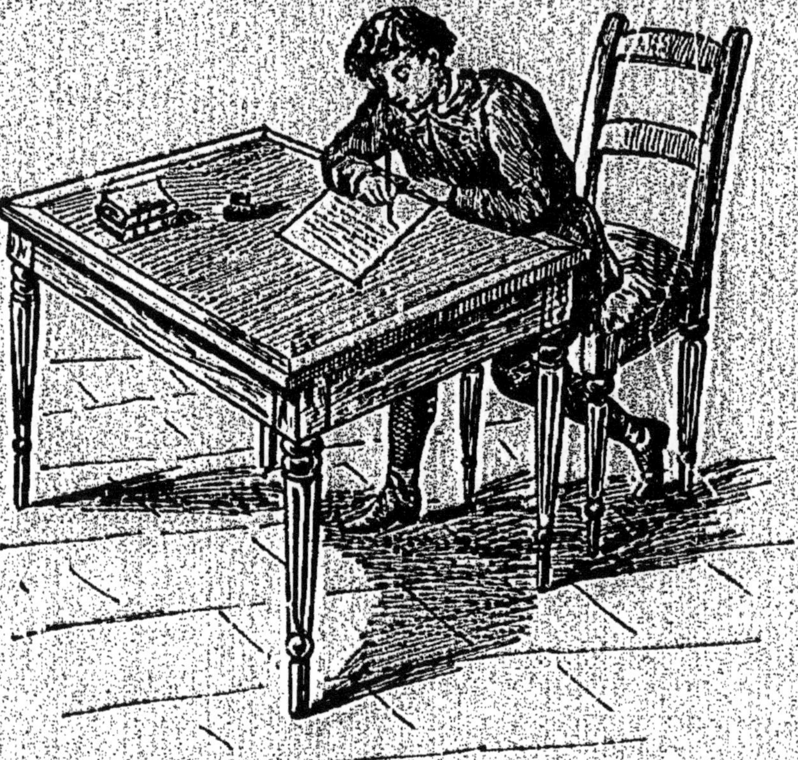

Fig. 14. — MAUVAISE POSITION DU LISEUR.
(La chaise et la table sont en distance positive.)

habitude qui résulte de la construction vicieuse du mobilier.
L'enfant ainsi allongé, le corps courbé en avant, a la tête et les
yeux près du livre, condition qui congestionne le cerveau et
contribue à déterminer la myopie. De plus, une des épaules,
soulevée sans cesse par la table, devient et reste plus haute que
l'autre : la poitrine s'affaisse, et les fonctions de la respiration
et de la circulation souffrent de cette mauvaise attitude prolongée. On verra, au paragraphe réservé aux *maladies scolaires,*
d'autres conséquences de ces attitudes. »                    (Dr RIANT).

**Distance négative.** (Voir ci-dessus *Distance positive*.) — La distance négative est recommandée par Buschner, Bull, Luismayer, Bugerstein, Combe, Fieuzal, Galezowski, Gréard, Kranzsfeld, Lœfler, Parow, Riant, etc., etc.

« La distance nulle est dans tous les cas nécessaire, mais la distance négative de 2 à 3 centimètres vaut encore mieux.

« C'est seulement alors qu'une tenue droite est possible et que le haut du corps n'est pas obligé de se pencher en avant pour lire ou pour écrire. La distance est le point essentiel pour la construction d'un bon banc et d'une bonne table d'école. C'est ce même point sur lequel la pédagogie et l'hygiène n'ont pas encore pu s'entendre et que les directeurs d'école et les maîtres n'ont pas encore pu apprendre à apprécier à sa juste valeur. La principale objection des *pédagogues* contre cet arrangement est que, les élèves une fois assis, ne peuvent pas facilement se lever lorsqu'ils doivent réciter leurs tâches, faire la prière, etc. Les *médecins*, au contraire, le recommandent, parce que c'est le seul moyen d'obtenir de l'élève une tenue convenable. Plus la *distance positive* est grande, plus la table est donc éloignée du banc, plus aussi le haut du corps doit se pencher en avant pour porter la tête au-dessus du cahier ou du livre, ce dont chacun peut s'assurer au moyen d'une chaise et d'une table quelconque. Si la distance n'est pas observée soit volontairement, soit involontairement, toutes les formes perfectionnées de bancs et de tables sont rendues inutiles.

« La manière la plus simple de se rendre au désir des pédagogues, à savoir que l'élève puisse se lever pendant les leçons, est de construire des *bancs à deux places* (à plus forte raison à une place), comme c'est l'usage généralement adopté aujourd'hui, de sorte que chaque élève puisse sortir de son banc lorsqu'il doit se lever.

« Une autre objection, mais qui est entièrement mal fondée, des pédagogues contre une distance nulle ou négative, est que les enfants ne sont pas assez libres de se mouvoir.

« L'expérience prouve cependant le contraire. L'élève peut très bien prendre diverses positions et la distance nulle ou négative n'empêche que les tenues nuisibles au corps et par suite à l'œil. »                    (Professeur EMMERT, de Berne.)

**Différence.** — Depuis Fahrner, on appelle « différence » la distance verticale entre le dessous de la table et le dessus du siège. Elle doit être égale à la hauteur du coude, soit à la distance entre le coude et l'ischion.

« Il est de la plus haute importance que *la différence corresponde exactement à la hauteur du coude.* » Professeur COMBE, *loc. cit.*

**La différence du mobilier scolaire construit d'après des moyennes n'est pas exacte.** — LAYET : « Pour placer convenablement un écolier, il sera toujours préférable d'en mesurer les *dimensions actuelles* que de s'en rapporter aux *moyennes* qui n'ont qu'une SIGNIFICATION APPROXIMATIVE. Les *moyennes* ont servi surtout à établir les cinq types de bancs admis dans nos classes, et, à ce point de vue, il n'est pas inutile de les connaître. »

Dr COMBE. — « Adapter la table à la taille de l'enfant, tel est le premier point si l'on veut éviter l'attitude vicieuse. Or, ce n'est pas si facile que cela pourrait paraître au premier abord.

« En effet, *première difficulté* : la taille varie suivant les pays, les races, les climats. Admettre les moyennes généralement admises dans les autres pays ne suffit pas. Il faut, dans chaque canton même, mesurer les enfants avec leurs chaussures, déterminer les tailles moyennes et choisir le mobilier correspondant.

« *Seconde difficulté* : parmi les enfants de même taille, les uns ont des vêtements épais, d'autres des vêtements minces ; il y en a des gras et des maigres ; il y en a qui ont des membres longs et le thorax court, d'autres qui ont le thorax allongé et les membres peu développés. Il en résulte que deux enfants de même taille peuvent avoir plusieurs centimètres de différence quand ils sont assis. »

**Pas de traverse postérieure ou de tiroirs.** — « Il faut une table qui n'ait pas une forte épaisseur, pas de tiroirs. Ce dernier *diminue de toute sa largeur la hauteur à laquelle on peut élever la tête de l'enfant,* parce qu'il faut nécessairement qu'il passe ses genoux par-dessous la table pour être commodément assis. » LANDOLT.

**Appui-pieds.** — « S'il est formé d'une simple barre de bois, l'enfant ressent assez vite une impression douloureuse et désagréable qui l'agite. » COMBE, *loc. cit.*

« Il y a avantage à surélever l'ensemble du pupitre-banc (à avoir par conséquent un appui-pieds) pour *soustraire les pieds des écoliers aux courants d'air froid* qui passent sous les portes et éviter aux maîtres de se baisser. » LABIT et POLIS.

« La distance entre le siège et l'appui-pieds doit être telle que les pieds posent bien à plat. » (DE BAGNAUX, in *Hygiène scolaire*, RIANT.)

« Ces résultats sont inévitables et plus accusés si le pupitre et le banc ne sont pas proportionnés à la taille des élèves, si le siège ne présente pas de dossier où l'enfant puisse s'appuyer, si la barre destinée à supporter les pieds est placée trop loin ou trop près pour permettre à l'élève d'en faire usage.

« Rien de plus fatigant également que la position assise, si les pieds ne reposent pas sur le sol ou sur un point d'appui d'une hauteur proportionnée à celle du siège et à la longueur des membres inférieurs. La barre dite d'appui dans les tables de classe semble disposée bien plus en vue de la solidité de la construction que pour l'usage de l'enfant. Placée à une distance trop éloignée du bord antérieur du banc et à une hauteur fixe, elle ne présente que bien rarement un support convenable aux pieds de l'élève. Celui-ci, manquant de point d'appui pour ses jambes, comme il est privé de soutien pour ses reins, est fatalement amené à faire porter sur ses bras et ses épaules tout le poids de son corps ainsi arc-bouté sur la table.

« La mobilité de l'enfant, les observations du maître font-elles varier pour quelques instants cette attitude, l'élève ne tarde pas à la reprendre sous l'empire de la fatigue et d'une habitude devenue bientôt impérieuse. »

**Siège.** — Si le banc est *trop étroit*, il blesse très rapidement les cuisses. Si le banc est trop large, son bord antérieur presse sur les nerfs et vaisseaux du creux poplité, ce qui entrave la circulation dans la jambe et amène une sensation désagréable. Pour la même raison, le bord antérieur du banc sera rond et non aigu. » (COMBE.)

« Dès à présent, on peut déjà affirmer que le siège susceptible d'être adapté à la taille de l'enfant est un perfectionnement incontestable et fort important. Les remaniements qu'exige ce système seront très rares (tous les trois mois au plus), quand on voudra classer les élèves et indiquer leur mérite par la place qu'ils occupent, non plus dans la classe, mais sur un tableau d'honneur. » (Dr RIANT, *loc. cit.*)

**Pas de siège mécanique.** — EMMERT, professeur à la Faculté de médecine de Berne : « Les sièges qui se montent et redescendent à volonté, etc., doivent être *laissés de côté*, si l'on veut éviter des contusions de tout genre (aux doigts et ailleurs)

et si l'on ne veut avoir à chaque instant des réparations à
faire. »

**Inconvénients du rebord fixe.** — « Quelques constructeurs de mobiliers scolaire ont fixé au bord inférieur de la table
une liste (rebord) débordant légèrement pour empêcher le glis-
sement du cahier. Cette innovation n'est pas heureuse, car cette
saillie comprime les nerfs et les vaisseaux de l'avant-bras, ce
qui donne une sensation pénible à l'élève. » (Prof. Combe.)

**L'emplacement du casier ou étagère du mobilier
scolaire.** — « Il doit se trouver une étagère sur laquelle
l'élève puisse déposer les livres et les cahiers. Quant à savoir
où elle doit être placée, c'est encore une question en discussion.

« *a)* Ou bien l'on place sur le banc, *entre les deux élèves*,
une petite caisse divisée au milieu. — Cet arrangement empêche
l'élève de faire autre chose *sous* la table, mais restreint la place
où s'assied l'élève.

« *b)* L'on place une petite caisse *sous le banc* de l'élève. Cet
arrangement n'aurait pas les inconvénients de la planche placée sous la table (tablard) ni de la caisse adaptée sur le banc.
En revanche, l'on ne pourrait enlever de la caisse les livres et
les cahiers, surtout avec une distance nulle, à plus forte raison
négative entre le banc et la table, qu'en sortant du banc, ce qui
n'est pas précisément à souhaiter pendant les leçons,

« *c)* L'on place une étagère *sous le feuillet* (tablette réversible) de la table. Si celle-ci est combinée de manière à ce que
dans aucun cas l'élève ne s'y heurte avec son genou ou sa
cuisse, *ce sera* évidemment le mode d'arrangement le plus convenable, et, pour satisfaire aux désirs des maîtres, l'on peut
facilement pratiquer dans la paroi de la table une ouverture
plus ou moins grande qui permettra de voir dans l'espace qui
se trouve sous le feuillet de la table. » (Prof. Emmert.)

**Prix et valeur scientifique.** — « Comme on peut s'y
attendre, un mobilier scolaire qui présente l'ensemble ou une
partie de ces avantages atteint en général un prix plus élevé
que le mobilier si simple *mais si défectueux* qui garnit actuellement nos écoles. On pourrait ajouter que le prix de ces mobiliers diminuerait le jour où une réforme serait plus générale, etc.

« Il y a mieux : comme ces nombreux essais n'ont et ne
doivent avoir qu'un but, l'amélioration de l'hygiène de la

classe, ce qu'il faut demander aux expériences déjà faites ou aux expériences instituées, c'est moins encore de déterminer, d'arrêter un type, c'est moins d'établir dès aujourd'hui la preuve de la supériorité de tel ou tel système, de tel ou tel inventeur, que la démonstration ou, pour être plus modeste jusqu'à présent, que *l'étude sérieuse, scientifique, de la valeur des principes suivant lesquels ont été construits ces mobiliers nouveaux, et l'appréciation exacte des améliorations véritables qu'ils réalisent.* » (RIANT, *loc. cit.*)

**Quel compte a-t-on tenu de ces *principes scientifiques* dans la construction de ces tables, de ces bancs, auxquels les parents livrent la vue, la taille, la santé, l'avenir de leurs enfants, les facteurs de la sécurité et de la gloire de leur pays?**

— Je le sais, à coup sûr.

Mais pour ne pas donner un surcroît de travail à ces malheureux dont l'inutilité sociale guette l'occasion de dénigrer les efforts de l'utilité des autres, je me contente de transcrire ici la dernière (1er mai 1901) doléance que je rencontre dans la Presse médicale (*Annales de médecine et de chirurgie infantiles, revue pratique internationale*).

Elle est signée : Dr FOVEAU DE COURMELLES, lauréat de l'Académie de médecine, vice-président de la Société française d'hygiène et de l'Association des membres de l'enseignement, etc.

« Avec la surcharge des programmes universitaires, le surmenage cérébral et mal conduit de longues années, le corps courbé sur la table de travail d'une façon incessante et prolongée, il convient plus que jamais de se préoccuper de la position corporelle de l'enfant devant son bureau. Son corps ne prend-il pas des positions disgracieuses et pénibles qui affecteront et retarderont sa croissance ? Croit-on qu'il soit indifférent pour la colonne vertébrale, par exemple, d'être sans cesse incurvée, à peine redressée quelques heures au lit, en un repos souvent incomplet, hanté par l'obsession d'examens en perspective ?

« Singulière époque où le *mens sana in corpore sano* sans cesse clamé est oublié dans la pratique !

« ... Toutes ces vérités sont banales; mais qui les applique ? Personne ! L'enfant continue donc un travail fastidieux, le gavage mnémonique, d'entassement psittaccique en ses cellules cérébrales spéciales,... son corps courbé *et ses organes abdominaux comprimés, congestionnés,* de longues heures, des journées entières, d'éternelles années pour conquérir des positions dites libérales, et combien dépendantes ! Tout le monde le déplore; mais cela continue et s'aggrave. Les moindres places se donnent au concours !...

« Il faut donc, les réformes scolaires des programmes n'étant pas près de se réaliser, songer à quelque chose de pratique, de facilement réalisable. Et un premier fait se constate qui a motivé de divers côtés les réflexions suivantes :

« *Que dirait-on d'un maître qui, dans une école fréquentée par des enfants et des jeunes gens de six à dix-huit ans, voudrait imposer à tous ses élèves... des vêtements de même taille ou des chaussures de la même pointure ? On dirait qu'il manque de raison !*

« — Pourquoi ne fait-on pas les mêmes réflexions à la vue du mobilier scolaire, si défectueux, de presque tous nos établissements scolaires ?

« Prenons une école rurale fréquentée par une moyenne de cinquante enfants de six à treize ans, où l'on se conforme aux idées actuelles de l'enseignement et consistant à enseigner simultanément la lecture et l'écriture à l'enfant dès les premiers jours de sa fréquentation à l'école. *Les bancs-tables ont tous même disposition, même écartement, même largeur, même hauteur...* et il en est de même, nous le répétons, dans la plupart des lycées, collèges, etc. *Les dimensions du mobilier scolaire ne sont point appropriées à la taille des élèves,* aussi chaque enfant, instinctivement, fait-il des efforts pour s'accommoder aux dimensions de ce mobilier... *prendre des attitudes vicieuses... les conserver tout le temps de la classe... et cela chaque jour... pendant des années...* PRÉCISÉMENT DANS LA PÉRIODE OÙ L'ENFANT SE DÉVELOPPE... et dans laquelle se produiront facilement — et pour persister — les altérations de la vue et les déformations nommées, avec juste raison, *déformations scolaires.*

« Depuis longtemps tous les pédagogues sérieux réclamaient — avec insistance — *d'adapter le banc à l'enfant* et non l'enfant au banc !...

« ... Quelques considérations générales peuvent encore trouver ici leur place et montrer notre illogisme scolaire, produisant une incurvation néfaste de la moelle, une congestion des organes abdominaux comprimés.

« L'armée, l'Etat, qui ont besoin d'hommes forts, ne pour-

ralent-ils donc s'intéresser à leur... pépinière de solides sujets ?... Ne pourraient-ils donc s'intéresser au mobilier scolaire... ce *tuteur actuel de nos jeunes gens*... tuteur né...
presque avec Charlemagne (*il y a onze cents ans !!!*) et *qui,
depuis, est resté ce qu'il était à sa naissance :* UN BANC
RIGIDE, LE MÊME POUR TOUS... (*grands ou petits, gros ou minces*)... un banc rigide, meurtrissant notre enfance au lieu de
favoriser la croissance normale de notre corps ?

« Est-ce que les soldats pourraient se battre avec avantage
aujourd'hui si on leur avait laissé les casse-têtes, les haches,
les arcs et les flèches d'autrefois ?

« Est-ce que les écoliers pourront toujours fournir l'énorme
labeur qu'on exige d'eux si on continue à leur imposer le sup-
plice sans nom de *l'altération de la vue*, de *l'écrasement inces-
sant des organes*, de la *déformation extérieure du corps*...
tout cela dû à la défectuosité flagrante du matériel scolaire ?

« Aux cavaliers, l'armée donne de *bons chevaux*; aux soldats elle donne de *bons fusils*; aux artilleurs elle donne de
*bons canons*; aux ouvriers, quelle que soit leur profession...
on donne de *bons outils !*...

« Et aux écoliers ?..... Aux écoliers *on laisse* un matériel
suranné, les fatiguant beaucoup, altérant leur vue, courbant
leur dos, les rendant bossus, phtisiques parfois, déformant, en
tous cas, leur corps et par suite déprimant nécessairement tous
leurs organes.

« Et qui sait si la folie, la neurasthénie, attribuées et souvent attribuables au surmenage intellectuel, ne sont pas dues
quelque peu — peut-être beaucoup — à cette congestion des
organes par défectuosité du mobilier scolaire ! ?

« Aux écoliers, ne pourrait-on donner... *un bon matériel
scolaire, de bonnes tables surtout !*... alors que tout le monde
autour d'eux est pourvu des derniers perfectionnements de la
science ?

« Nous ne dirons pas que signaler ces élémentaires desiderata, c'est pouvoir en espérer à bref délai la réalisation par
l'État ! L'administration n'est généralement pas pressée, et si
un député influent ne prend en mains la réforme proposée, on
n'est pas prêt de la voir aboutir ! Cependant la question est
dans l'air ; l'ACADÉMIE DE MÉDECINE ne s'en désintéressera pas...[2]

---

1. D<sup>r</sup> FOVEAU DE COURMELLES, *Comment on se défend de la neurasthénie*. 1 br. in-8°, 50 p. Paris, 1900. — *Comment on se défend de
la folie*. 1 broch. in-8°, 70 p. Paris, 1901.
2. Voir pp. 62 et 63.

4

# DESCRIPTION

## DE

# L'OPTOSTAT INTÉGRAL

## Du Docteur E. ROLLAND

---

L'OPTOSTAT INTÉGRAL du DOCTEUR ROLLAND n'est pas une table, un pupitre scolaire, une liseuse familiale, un bureau d'adulte d'un style, d'un luxe, d'un modèle particulier ; c'est **un appareil mécanique nouveau**, une réunion d'organes dont la combinaison, l'action synergique transforment les tables, les pupitres scolaires (*fig.* 15), les liseuses familiales (*fig.* 16), les bureaux d'adultes (*fig.* 17) d'un style, d'un luxe, d'un modèle quelconque, auxquels on l'adapte, en **appareils préventifs** et **curatifs** de la FLEXION DE LA TÊTE EN AVANT, la *cause* de la MYOPIE, de la CYPHOSE et de la SCOLIOSE des LISEURS, de leurs progrès, de leurs complications.

L'OPTOSTAT INTÉGRAL ROLLAND donne une satisfaction simple et complète à **tous les desiderata** (voir p. 36) qu'ont exprimés les Savants de la France et de l'Étranger, préoccupés de la **prévention** et de la **cure** des DÉFORMATIONS DE L'ŒIL et de la TAILLE, par le **travail de près**, — la *lecture*, l'*écriture*, le *dessin*, le *piano*, la *couture*, etc.

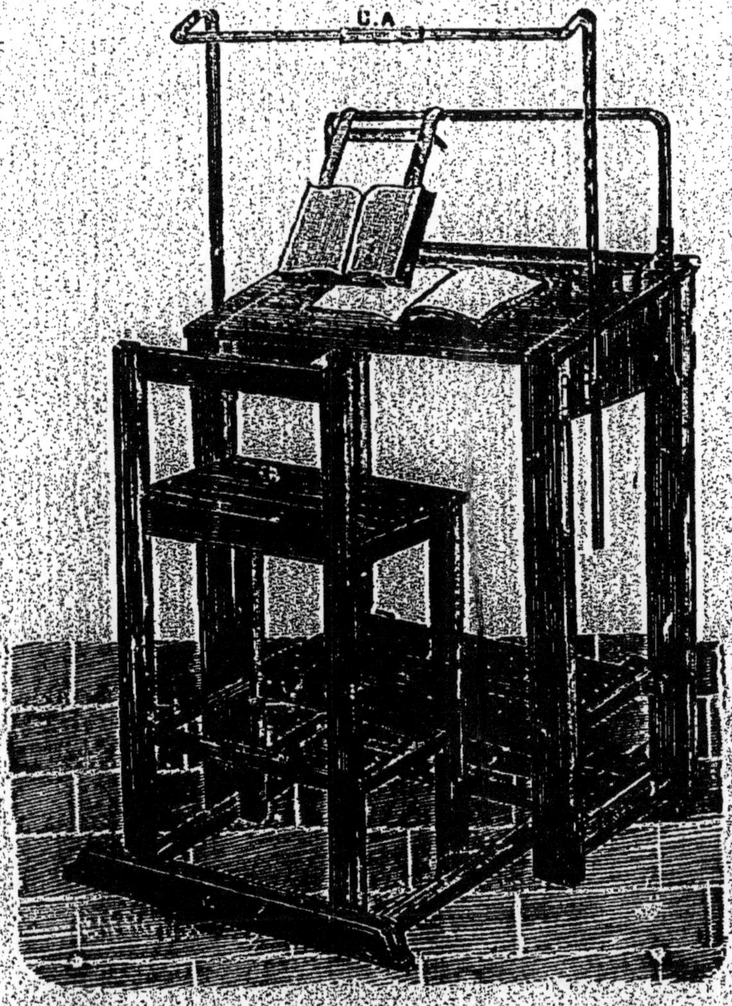

**Fig. 15.** — Optostat Intégral Rolland adapté à un *pupitre scolaire* (P. O. I. R.).

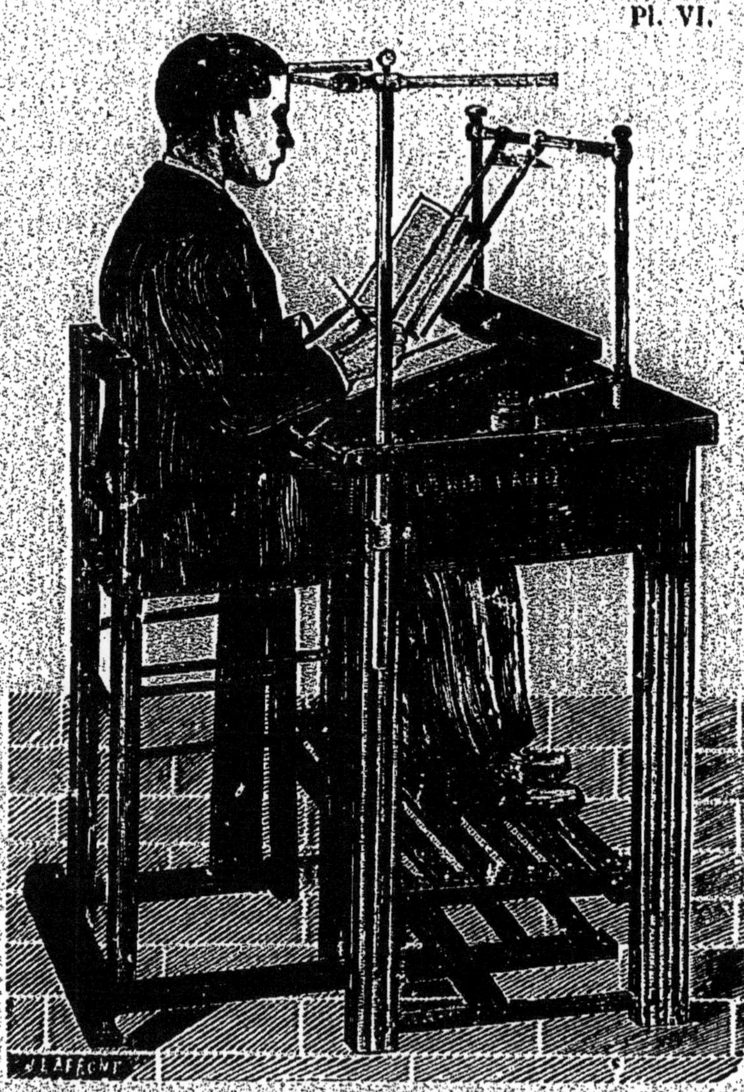

Fig. 10. — Optostat Intégral Rolland, adapté à une *Liseuse familiale* (L. O. I. R.).

## DESCRIPTION.

L'Optostat Intégral Rolland est formé par dix organes : quatre organes **objectifs** et six organes **subjectifs**.

## ORGANES OBJECTIFS.

Les organes objectifs procurent la possibilité de **poser** et de **maintenir** réellement et constamment

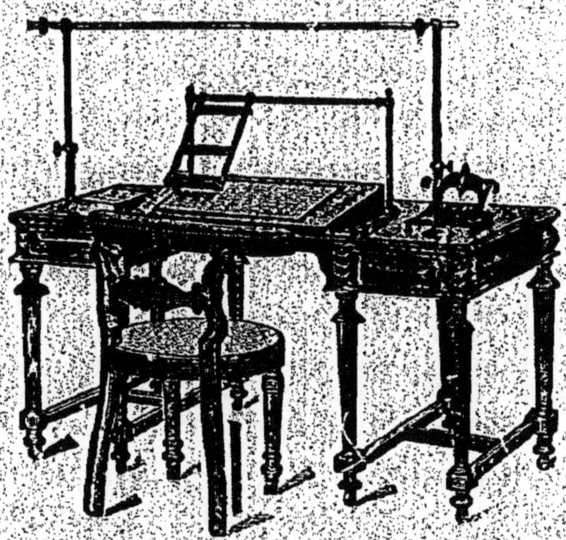

Fig. 17. — Optostat Intégral Rolland adapté à un bureau quelconque d'adulte (B. O. I. R.).

pendant le travail de près l'*objet visé* (livre, cahier, dessin, etc.) dans la *position réputée* la moins capable de provoquer la flexion de la tête en avant et, par conséquent, le rapprochement des *yeux viseurs*, de l'*objet visé* (livre, cahier, dessin, musique, etc.).

Les organes objectifs sont au nombre de quatre (V. *fig.* 20) :

I. — Un CHEVALET, culbutant et mobile sur un rail ;
II. — Une TABLETTE RÉVERSIBLE d'avant en arrière ;
III. — Un ENCRIER A MANCHE, mobile et inversable ;
IV. — Un REBORD MOBILE, à crampons extérieurs (*fig.* 19).

Les organes objectifs permettent :

1º **La lecture isolée** en position *idéale*;

2º **L'écriture isolée** en position *normale* (France, 15 à 18 degrés; étranger, de 10 à 30 degrés);

3º **La lecture et l'écriture simultanées** dans les positions précédentes (*fig*. 16);

4º **Le dessin**, sur toutes les inclinaisons, depuis celle du *dessin graphique* (*fig*. 18) jusqu'à celle du *dessin d'après la bosse* (*fig*. 19);

5º **La lecture avec déplacement latéral alternatif** (méthode du Dr Javal, membre de l'Académie de médecine).

### Mise en fonctionnement des organes objectifs.

I. *Le chevalet culbutant* se divise en trois parties : le porte-livre, le rail horizontal, les deux supports verticaux.

A) Quand le dos de la *cornière* (*a*) placée aux extrémités libres des *montants parallèles* (*b*, *b*) repose sur la *tablette réversible* inclinée en position d'écriture, le PORTE-LIVRE en position *idéale* est formé (*fig*. 18).

Quand la *cornière* (*a*) placée aux extrémités libres des *montants parallèles* (*bb*) est en l'air, son dos regardant en arrière et son angle en avant, le *porte-modèle vertical* est formé (*fig*. 19).

La culbute en avant qu'exécute le PORTE-LIVRE pour mettre en l'air la *cornière* (*a*) fait apparaître en avant et en bas une deuxième *cornière* (*a'a'*) placée à l'extrémité pivotante des montants parallèles (*b*, *b*), celle articulée avec le *rail horizontal* (*e*); cette deuxième *cornière* (*a'a'*) remplit après la culbute du porte-livre le rôle que la première (*a*, *a*) remplissait avant la culbute : celui de support du modèle, du cahier, du livre, etc., de *l'objet visé* qu'il faut lire, copier ou dessiner, etc.

Une *chambrière à pompe* (*fig*. 19) à crosse (*f*, *g*) et à crochet (*c*) maintient le *porte-livre* devenu *porte-modèle* en position verticale (*fig*. 19), en une position intermédiaire ou en position horizontale (*fig*. 19), pointillée.

Pour obtenir du *crochet* (*c*) le maintien de la *position verticale* du *porte-modèle*, il faut :

1º Tenir de la main gauche le *porte-livre culbuté et vertical*;

2º Que la main droite soulève verticalement la *crosse* (*f*)

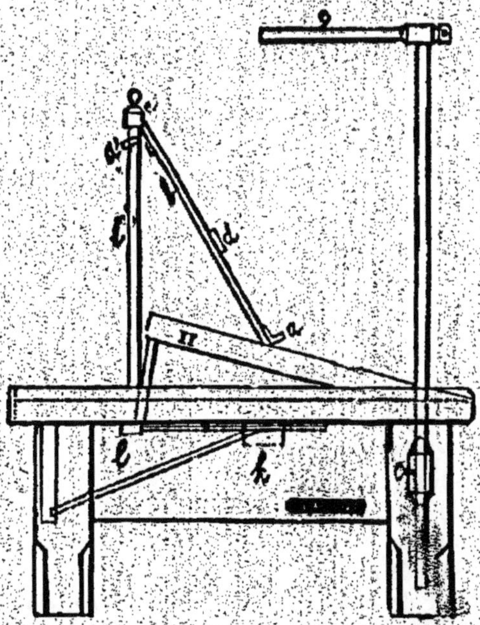

**Fig. 18.** — Elévation de côté gauche d'Optostat Intégral Gilland adapté
sur un bâti-soutènement de **Liseuse familiale.** (S. O. I. R.)

LÉGENDE :

*a)* Cornière porte-livre en position de lecture idéale;
*b)* Montant parallèle gauche;
*a')* Cornière porte-modèle (voir *fig.* 19);
*c)* Extrémité gauche du rail horizontal;
*d)* Traverse médiane;
*i)* Support vertical gauche;
*k)* Extrémité gauche de l'entretoise supérieure;
*l)* Casier pour mettre les livres et les cahiers;
*9)* Optostat dit en trois morceaux. — Dans cette coupe, la barre
horizontale de l'Optostat est en *distance négative*, celle que doit avoir
l'Optostat quand la tablette réversible (II) est maintenue à l'inclinaison d'écriture ou de dessin graphique (de 10 à 30 degrés) par le large
taquet central (liseuse) ou par les deux traverses latérales (pupitre
scolaire), taillées d'après le degré de pente adopté par le destinataire.

II. — Tablette réversible en position d'écriture ou de dessin graphique.

(*crochet* (c) *en arrière* (du côté du liseur) jusqu'au moment où le *crochet* (c) dépasse de quelques millimètres le bord supérieur de la traverse médiane (d);

3° Placer le crochet (c) à cheval sur le bord supérieur de la traverse médiane (d);

4° Enfoncer verticalement la branche verticale (f) de la crosse dans le tube creux verticalement adapté (g) sur la partie dormante de la liseuse, du pupitre ou du bureau;

5° Serrer la vis (j) (*ad libitum*).

Pour obtenir le maintien *horizontal* du *porte-modèle*, il faut tourner la crosse (f) en avant, *crochet* (c) *dessous* et enfoncer verticalement la branche verticale (f) de la crosse jusqu'au fond du tube creux (g). Une planchette, un cahier placé sur ce support horizontal en garnit les vides et permet d'y placer les plus petits modèles.

D) Le *rail horizontal* procure la possibilité :

1° De transporter le *porte-livre* du bord droit de la *tablette réversible* (II) sur le bord gauche et aux stations intermédiaires, notamment à la *médiane, celle qui convient le mieux à la lecture* **isolée**; (Voir *fig.* 15, 16, 17.)

2° De le sortir du champ de la *tablette réversible*, de l'en débarrasser quand on met la *liseuse* en position *horizontale* ou pendant l'*écriture* isolée.

C. — Les *supports* verticaux (ii) sont fixés au *bâti-soulènement* (table, pupitre, liseuse, bureau) auquel on les adapte à l'aide de vis.

II. — La *tablette réversible* d'avant en arrière est une table à *écrire* (*fig.* 18) quand elle est inclinée à l'inclinaison ministérielle ou voulue par le médecin de son destinataire; une *table à dessin* quand elle est inclinée à l'inclinaison des divers genres de dessin (*fig.* 19).

Dans le modèle de *bâti-soulènement* d'Optostat intégral Rolland, dit *Liseuse familiale à optostat intégral*, modèle du Dr Rolland (*fig.* 16) la *tablette réversible* est maintenue inclinée dans la position *d'écriture et de dessin graphique* (*fig.* 18) par un large *taquet central* et appuyé sur une feuillure; dans celle du dessin ronde-bosse par deux longs taquets latéraux. Dans le modèle de *bâti-soulènement* d'Optostat intégral Rolland, dit *pupitre scolaire à Optostat intégral* (*fig.* 15), *modèle du* Dr Rolland, elle est fixée en position d'écriture par les traverses latérales taillées à cet effet.

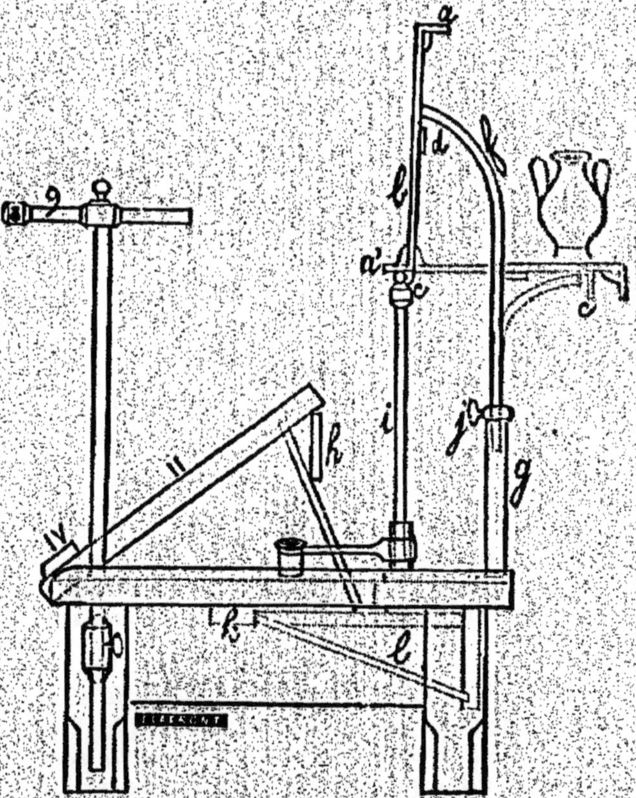

*Fig*. 19. — Elévation de côté droit d'Optostat Intégral Rolland adapté sur un bâti-soutènement de **Liseuse familiale**. (I. O. I. R.).

*La partie pointillée de cette coupe indique la position horizontale que prend le chevalet culbutant pendant le dessin ronde-bosse, quand le maintien du modèle (amphore, statue, etc.) nécessite un support horizontal.*

LÉGENDE : *a'*) Cornière porte-modèle de dessin graphique quand le chevalet culbutant est vertical ou légèrement incliné ; *b*) Montant parallèle droit ; *c*) Crochet ; *d*) Traverse médiane ; *e*) Extrémité droite du rail horizontal ; *f*) Branche verticale mobile de la chambrière à pompe ; *g*) Tube creux de la chambrière à pompe, dans lequel monte et descend la branche (*f* verticale ; *h*) large taquet central maintenant la tablette réversible en position d'écriture (voir *fig*. 18) ; *i*) Support vertical droit du chevalet culbutant autour duquel pivote l'encrier ; *j*) Vis de serrage de la branche verticale de la chambrière ; *k*) Entretoise supérieure ; (II) Tablette réversible maintenue en position de dessin ronde-bosse par deux *taquets latéraux* ; *l*) Casier pour mettre les livres et les cahiers ; 9) *Optostat* dit en trois morceaux. — Dans cette coupe, la barre horizontale de l'Optostat est en *distance positive*, celle que doit avoir l'Optostat, quand la tablette réversible (II) a une inclinaison supérieure à 15°, celle du dessin ronde-bosse ici figurée ; (IV) Rebord mobile, n'est utile que lorsque la tablette réversible est fortement inclinée.

Quand l'Optostat intégral Rolland doit s'adapter à un bureau *d'adulte* (*fig.* 17), la *tablette réversible* est montée sur trois traverses, deux latérales et une médiane. Deux goujons placés sous l'entretoise supérieure (*k*) qui relie les deux traverses latérales, permettent d'unir la *tablette réversible* au bureau auquel est adapté l'Optostat Intégral Rolland et de l'enlever à volonté.

III. — *L'encrier à manche* et à épaulement, mobile et inversable, se compose de quatre éléments : un réservoir, un collier, un manche, un deuxième collier plus petit.

Sa *mobilité* permet d'en débarrasser le champ de la *tablette* pendant le dessin, de le remplir très facilement en l'élevant verticalement à portée convenable. *Son manche*, de longueur variable, permet de le mettre à la portée de la main des plus petits enfants. Les colliers rendent l'encrier *inversable*. Le manche est ou mobile ou amovible, quand le destinataire le demande (*fig.* 15, 16, 19).

La vis de son grand collier permet de remplacer l'encrier quand il est brisé et interdit son enlèvement sans l'aide d'un tourne-vis.

IV. — *Le rebord mobile* à crampons extérieurs s'adapte en introduisant ses deux goujons dans deux tubes (*fig.* 20) incrustés parallèlement à l'arête postérieure de la *tablette réversible*.

Ce rebord n'est utile que dans la portion très inclinée de la *tablette réversible* (*fig.* 19) (dessin ronde-bosse, etc.).

## ORGANES SUBJECTIFS.

Les organes subjectifs permettent de **placer** et de **maintenir** très commodément, et pendant toute la durée normale du travail de près, les yeux du *sujet* (du liseur, etc.) à une distance de $0^m35$ (minimum) de *l'objet visé*, la tête en équilibre, le front très légèrement incliné sur son axe horizontal, mais parallèle à l'arête postérieure de la table; le tronc en équilibre droit, parallèle à l'arête postérieure de la table, symétrique et assis bi-fessièrement en distance négative.

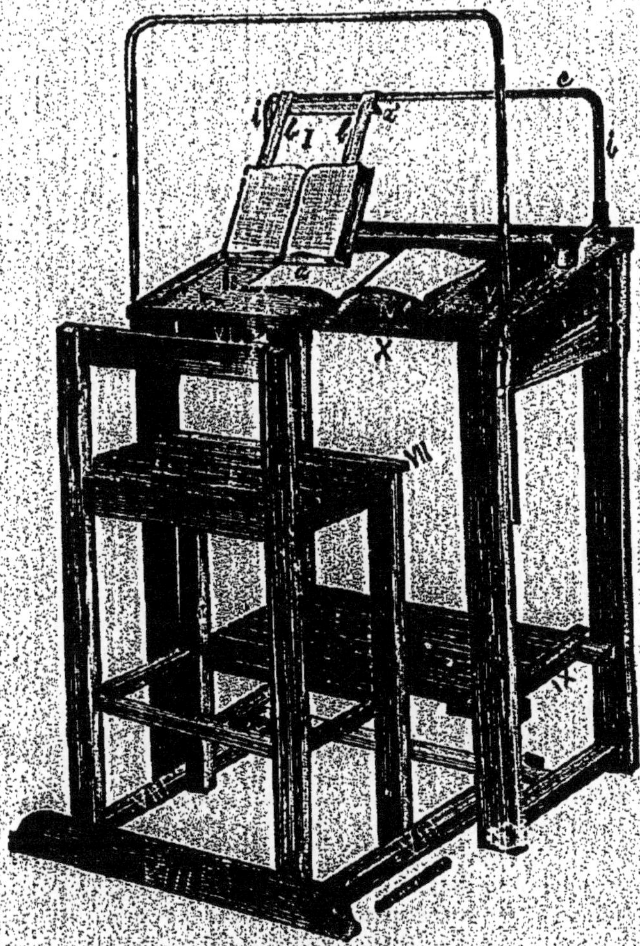

**Fig. 20. — Pupitre scolaire à Optostat Intégral Rolland.**
(P. O. I. R.)

LÉGENDE.

I. — Chevalet culbutant mobile sur un rail (e) et porté par deux supports verticaux (i i); — a) Cornière porte-livre; — b) Ses montants parallèles; — a') Sa cornière porte-modèle;

II. — Tablette réversible d'avant en arrière;

III. — Encrier à manche, mobile et inversable;

IV. — Trous dans lesquels pénètrent les crampons du rebord mobile;

V. — Optostat vertical fer à cheval;

VI. — Traverse dossier large;

VII. — Siège différentié (ici pour un écolier de 1m60);

VIII. — Semelles arrêtoirs maintenant le siège en distance négative (de 1 à 5 cent.);

IX. — Un plancher à déplacement vertical (ici placé pour un écolier de 1m60) dit appui-pieds à quatre croix;

X. — Bâti-soutènement sans traverse postérieure.

Les organes subjectifs sont au nombre de six : (*fig.* 20).

V. — UN OPTOSTAT de forme et d'adaptation variable.

VI. — UNE TRAVERSE-DOSSIER large, nue ou rembourrée, affleurant en avant les deux montants d'un siége *différentié*.

VII. — UN SIÈGE (chaise ou fauteuil, bois, paille, canné) *différentié*.

VIII. — DES SEMELLES-ARRÊTOIRS maintenant le siége en *distance négative*.

IX. — UN PLANCHER A DÉPLACEMENT VERTICAL.

X. — UN BATI-SOUTÈNEMENT SANS TRAVERSE POSTÉRIEURE, SANS TIROIR, DE HAUTEUR GRANDE ET CONSTANTE, mais dont les autres dimensions, le style, le luxe, sont fixés par la volonté du destinataire.

## Mise en fonctionnement des organes subjectifs.

V. — *L'optostat* a une forme, des procédés d'adaptation au bati-soutènement qui varient avec la conformation du sujet, son âge, sa profession, le milieu où il travaille de près (école, maison, cabinet, étude, bureaux administratifs, etc.), le style, le luxe, les dimensions du *bati-soutènement* (pupitre scolaire, liseuse familiale, bureau.)

Sa supériorité sur tous les appareils visant le même but se résume dans ces mots : « Ce n'est pas un carcan, c'est un garde-fou. »

*L'optostat* n'oblige pas le liseur, quand il s'assied devant sa table de travail, à le chercher, à camper sa tête dans une position unique, de supplicié, dans une fourche, dans un cadre, dans un cercle de cuir ou de fer, dans les garrots d'auto-dafé, conseillés jusqu'à cette heure.

*L'optostat* n'interdit pas au liseur assis, — le front non pas arc-bouté contre la barre horizontale, mais à son niveau, — aucun des mouvements qui lui sont utiles ou agréables.

*L'optostat* ne gêne pas plus le liseur que le garde-fou des ponts ne gêne les passants.

*L'optostat*, comme le garde-fou des ponts, ne rappelle son existence qu'aux imprudents qui se penchent du côté du gouffre.

Les types les plus employés sont :

1º *L'optostat* vertical fer à cheval, à gaine, mobile (*fig.* 20);

2º *L'optostat* vertical fer à cheval, immobile, *dit d'adulte*;

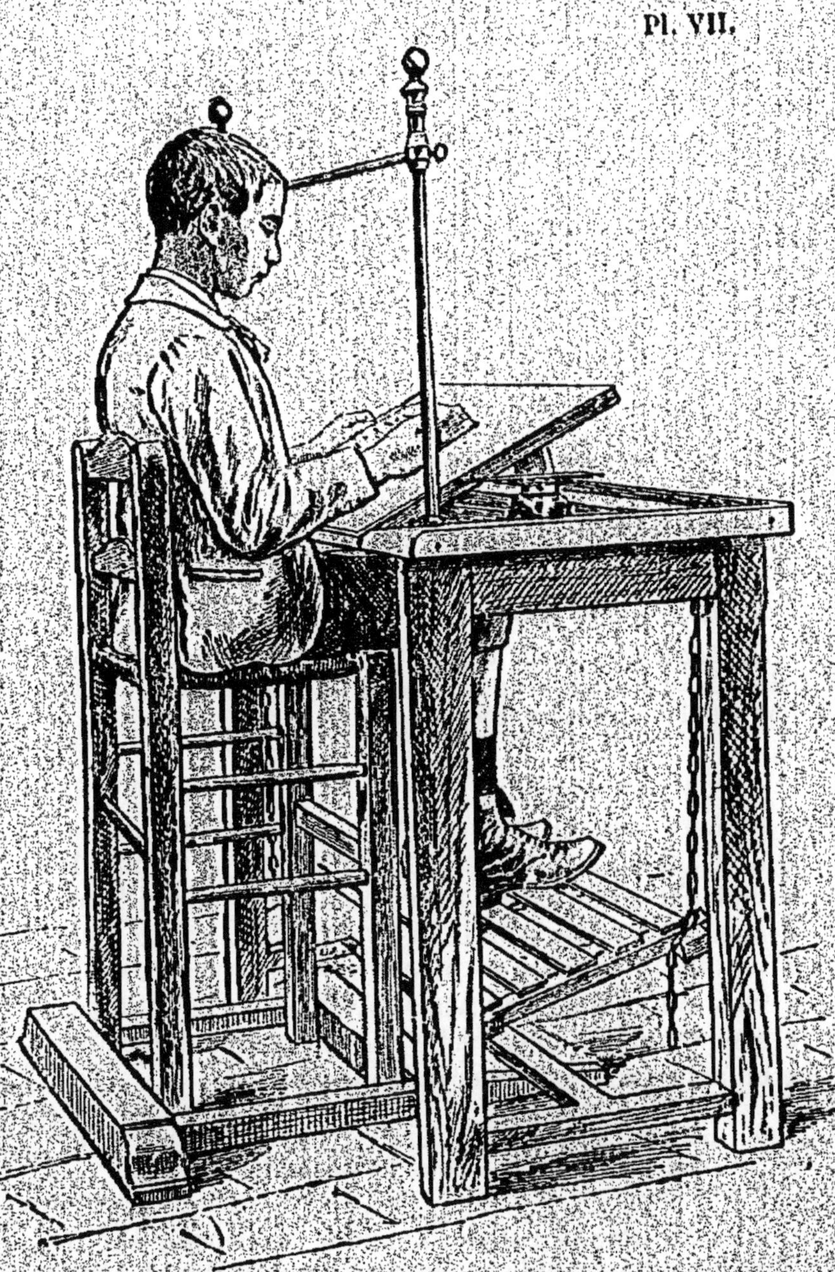



Fig. 21. — Optostat en H à barre horizontale mobile et à colonnes immobiles adapté à une *Liseuse Optostat* (L. O.). (Modèle Rolland).

3º *L'oplostat* en H à barre horizontale mobile et à colonnes immobiles (*fig.* 21);

4º *L'oplostat* à barre horizontale immobile et à colonnes mobiles, à gaines;

5º *L'oplostat* en H tout mobile;

6º *L'oplostat* en H immobile, dit d'adulte;

7º *L'oplostat* en encorbellement, dit *d'un seul morceau à deux gaines* (*fig.* 16);

8º *Le même*, immobile, dit d'adulte;

9º *L'oplostat* en encorbellement à coulisse horizontale et à gaine, dit en trois morceaux (*fig.* 16, 18, 19).

10º *Le même*, mais à pompe (*fig.* 17).

11º *L'oplostat parietal;*

12º *L'oplostat* fulciforme (table à deux places);

13º *L'oplostat* en encorbellement, dit d'un seul morceau, à quatre gaines (*fig.* 15);

14º *L'oplostat* en H à anneau à piston;

15º *L'oplostat* en H à genouillère;

16º *L'oplostat de pianiste.*

La **nécessité** de cet organe est indiquée dans le rapport adressé par l'*Académie de médecine* au Ministre de l'Instruction publique (23 mars 1880) :

« Pour opposer une digue à l'accroissement du
« nombre des myopes et au développement de la
« myopie, on a fait quelques efforts. On a modifié le
« mobilier scolaire, on a recommandé la surveillance
« la plus attentive. TOUT CELA EST INSUFFISANT. *La seule*
« *mesure qui puisse inspirer confiance*, C'EST L'ADOP-
« TION DE TABLES POURVUES D'APPAREILS MÉCANIQUES
« s'opposant à l'universelle tendance qu'ont certains
« enfants à se rapprocher outre mesure. »

Son **utilité** est proclamée dans cet extrait du *Bulletin de l'Académie de médecine* (séance du 22 janvier 1901.)

« 1. M. PANAS : J'ai l'honneur de déposer sur le Bureau de l'Académie, de la part du Dʳ E. ROLLAND, chirurgien-oculiste à Toulouse, un mémoire imprimé avec quatre figures dans le texte, ayant pour titre :

*Comment on préserve l'œil du liseur de la myopie, de ses progrès et de ses complications.*

« Partant du fait que le travail à une très courte distance constitue un des facteurs principaux de la genèse de la myopie, l'auteur s'est attaché à perfectionner un appareil spécial qu'il appelle « La Liseuse-Optostat », composée de trois organes : 1º une table fixe, à hauteur grande et constante, pourvue d'une partie centrale formant pupitre mobile et de deux étagères latérales ; 2º d'un siège en paille ou canné et dont les quatre pieds sont vissés dans un cadre de chêne. Pour changer la hauteur de la chaise d'après l'âge du sujet, il suffit de rogner au fur et à mesure de la croissance les quatre pieds de la quantité voulue ; 3º l'optostat, qui s'oppose à ce que la tête s'approche de plus de 30 à 40 centimètres du livre, et qui est formé de deux tiges verticales et parallèles absolument fixes reliées par une troisième horizontale qu'on peut monter ou descendre à volonté servant d'appui au front du lecteur.

« Grâce à ce dispositif, non seulement on parvient à prévenir et à combattre chez le plus grand nombre le spasme du muscle ciliaire, mais aussi l'excès de la convergence qui ne manque pas d'intervenir à son tour dans l'aggravation de la myopie.

« Comme il s'agit là d'un moyen hygiénique de premier ordre à opposer à la myopie que le Dr E. Rolland s'est efforcé de rendre plus simple et plus complet dans son ensemble, je crois devoir proposer à l'Académie de renvoyer son travail, accompagné de la photographie que voici, à la Commission du prix Meynot. — (*Commission spéciale.*)

Il n'est pas hors de propos de remarquer que le dispositif, que la haute compétence de M. Panas, président de l'Académie de médecine, professeur de clinique ophthalmologique à la Faculté de médecine, appréciait en ces termes n'était que

l'ébauche du nouvel appareil mécanique dit OPTOSTAT INTÉ-
GRAL ROLLAND.

*Mise en distance de l'Optostat.* — Pour la lecture, l'écriture,
le dessin graphique et tous les travaux de près qui s'exécutent
sur un plan horizontal ou sur une inclinaison de 15 degrés, la
*barre horizontale* doit être parallèle à l'arête postérieure de la
*tablette réversible* ou en avant de la verticale passant par cette
arête, en *distance négative* d'un demi-centimètre (*fig.* 18).

Pour le dessin ronde-bosse et pour tous les travaux de près
exécutés sur une inclinaison supérieure à 15 degrés, la *barre
horizontale* doit être reculée (du côté du liseur), proportion-
nellement au renversement de la *tablette réversible* (*fig.* 19).

Pour trouver avec rapidité et exactitude la quantité de recul
de la barre horizontale il faut :

1° Fixer la *tablette réversible* à l'inclinaison supérieure à
15 degrés choisie ;

2° Mettre en place le *rebord mobile* et poser sur la tablette
réversible un livre format petit in-octavo ;

3° Appliquer sur le bord supérieur de ce livre une des extrémités d'un mètre de bois ou d'une règle portant encoche à
35 centimètres, et le corps de ce mètre ou de cette règle sur la
*barre horizontale* de l'Optostat ;

4° Reculer la *barre horizontale* jusqu'au moment où elle est
au niveau du trente-cinquième centimètre du mètre ou de l'encoche de la règle.

*Mise en hauteur de l'Optostat.* — 1° Faire asseoir le liseur
en attitude droite, sur une chaise *différentiée*, ses yeux regardant un objet placé à 2 mètres au dessus du sol et à 5 mètres
de son front (voir également § F, page 77) ;

2° Placer la *barre horizontale* au niveau du *milieu* du *front*
du liseur ;

3° La fixer à cette hauteur à l'aide de vis à oreilles (optostat
d'adulte) ou de vis nécessitant un tournevis (optostat d'enfant).

La hauteur de l'Optostat a besoin d'être augmentée tous les
six mois ou tous les ans (enfants).

VI. — UNE TRAVERSE AFFLEURANT *en avant les deux montants verticaux d'un siège différentié*. Cette traverse est
arrondie sur ses bords, nue ou rembourrée au gré du destinataire, large de 6 à 10 centimètres, placée en contact avec les
reins, par conséquent à une hauteur variable (*fig.* 15 et 16).
J'obtiens cette variabilité de la hauteur du dossier à l'aide de
trois procédés :

1° Un *dossier à élévation facultative* que deux vis maintiennent à la portée choisie; c'est un procédé d'une exactitude mathématique, mais d'une utilité *absolue* contestable (*fig.* 23).

2° Une série de cinq dossiers dont la hauteur correspond aux dimensions moyennes du *règlement ministériel* du 17 juin 1880 (0m19, 0m21, 0m24, 0m26, 0m30) ou à celles fixées à l'étranger.

Chaque chaise porte une inscription indiquant le type auquel elle appartient, avec indication de la taille correspondante. Ex. : III, 1m21 à 1m35.

3° *Un dossier à la moyenne de Cardot* de 0m21 de hauteur pour les garçons, de 0m23 (épaisseur des jupes) pour les jeunes filles. C'est le type que je préfère (*fig.* 15 et 16).

Ce qui revient à dire que j'estime que toutes les hauteurs comprises entre les limites extrêmes — entre le type *sacré* de Fahrner et le type *dorsal* de Guillaume — peuvent être utilisées sans aucun inconvénient.

VII. — LE SIÈGE DIFFÉRENTIÉ présente deux dimensions : la largeur d'avant en arrière et la hauteur qui doivent être étudiées séparément[1] (*fig.* 15 et 16).

*Largeur du siège.* — J'obtiens la largeur d'avant en arrière à l'aide de trois procédés :

1° Un *siège à largeur facultative* qu'un taquet maintient à la dimension calquée sur les cuisses. Ma *chaise différentio-mètre* donne ce résultat (*fig.* 23). C'est un procédé d'une exactitude mathématique mais d'une utilité pratique scolaire contestable ;

2° Une série de cinq sièges dont la largeur correspond aux dimensions fixées par le *Règlement ministériel* du 17 juin 1880, ou à celles fixées à l'étranger ;

3° *Un siège à largeur unique* de 0m30. Le professeur Emmert, de Berne, a écrit : « une largeur agréable et qui convient à toutes les grandeurs (taille) est, d'après mon avis et celui des auteurs, 0m30. »

Par contre dans leur rapport[2] MM. Combe, H. Olth, L. Henchoz, ont, visant le pupitre Schenck, formulé cette conclusion[3] : « le banc à 0m30 de largeur va bien pour les adultes, mais il

1. La hauteur du *dossier* est étudiée dans le paragraphe précédent.

2. 1892. Commission nommée par le département de l'Instruction publique de Bâle, ville.

3. *Rapport médical présenté à la Commission des école de Lausanne.* Victor Fatio, Cité-derrière, Lausanne, 1897.

est trop large pour les tout petits, les vaisseaux et les nerfs du creux poplité sont comprimés ».

Ce n'est pas parce que le siège a 0m30 que les vaisseaux et les nerfs du creux poplité des « tout petits » qui y sont assis sont comprimés ; c'est parce que sans la réunion, la combinaison et l'action synergique des organes de l'OPTOSTAT INTÉGRAL, les liseurs « tout petits », moyens et grands *fléchissent la tête en avant*, exécutent le mouvement de bascule, qui place les nerfs et les vaisseaux du creux poplité entre le fémur et le bord antérieur du banc, entre les deux mâchoires d'un étau dont le rapprochement augmente en raison directe de la flexion de la tête et de la courbure consécutive du tronc.

*La hauteur du siège.* — Avec la hauteur du siège, nous entrons dans un domaine où il n'y a plus *possibilité de faire la moindre concession*. Du reste, nul parmi ceux qui connaissent la question du *mobilier du liseur* ne la demande. C'est, qu'en effet, dans le mobilier du liseur où la hauteur du *bâti-soutènement* de la *tablette* (ou *feuillet*) sur laquelle on lit, on écrit, etc., est CONSTANTE pour les raisons indiquées (p. 30), c'est la hauteur du siège qui donne la DIFFÉRENCE[1].

Or la DIFFÉRENCE doit être absolument exacte. Elle est l'âme du mobilier du liseur, la mesure dont l'inexactitude le transforme en un instrument *criminel*[2].

Et cependant la plupart des types de mobilier auxquels on confie l'enfant, le facteur de la sécurité et de la gloire de la patrie de demain, ont une DIFFÉRENCE INEXACTE, sont des moules à myopie, à cyphoses et à collose.

Car sans la DIFFÉRENCE EXACTE le siège est trop haut ou trop bas.

Dans le premier cas (siège trop haut ou table trop basse), le liseur est contraint de FLÉCHIR LA TÊTE en avant, de prendre un point d'appui sur un coude ou sur les deux.

Dans l'*appui sur un coude*, comme dans l'appui sur les deux, pour les yeux le résultat est le même. Il y a FLEXION DE LA TÊTE, rapprochement de l'œil liseur, excès d'accommodation, spasme ciliaire, myopie dynamique, excès de convergence,

---

1. Pour la signification de ce mot, voir p. 43.

2. Ce qualificatif sévère mais juste a été introduit dans l'appréciation du mobilier du liseur par GIRAUD-TEULON, membre de l'Académie de médecine : « Ces détestables produits d'une industrie, qui serait *criminelle*, si elle était éclairée, doivent être absolument bannis de nos écoles. »

congestion de l'œil et de la tête, augmentation de pression intra-oculaire, etc.

Pour la colonne vertébrale, le genre de déformation immédiat n'est pas le même.

L'appui sur le coude gauche engendre une scoliose gauche (*fig.* 13, p. 33), l'appui sur le coude droit une scoliose droite (*fig.* 12, p. 33), tandis que l'appui sur les deux coudes engendre une courbure à convexité postérieure « une cyphose générale considérable »; et pour peu que cette station assise (sur un siège trop haut) se prolonge outre mesure, la courbure transitoire devient définitive, *l'enfant a le dos rond* » (COMBE, professeur de *clinique infantile à la Faculté de médecine de Lausanne, loc., cit.,* p. 337) (*fig.* 7, p. 25).

Dans le deuxième cas (siège trop bas ou table trop haute) les yeux sont encore logés à l'enseigne de la *myopie progressive;* mais la colonne vertébrale, étant donné que c'est généralement avec le bras droit qu'on écrit, est le plus souvent atteinte d'une scoliose droite (*fig.* 12, p. 33).

Les constructeurs ont multiplié les efforts pour obtenir une *différence* exacte. Je n'indiquerai pas tous les procédés usités, car, ce faisant, mes critiques prendraient un caractère personnel. Or, là comme ailleurs, il est bien entendu que je ne veux pas tirer le premier. Je me contenterai de critiquer ce que j'ai fait moi-même.

D'abord, j'avais pensé à obtenir l'exactitude de la DIFFÉRENCE à l'aide d'un siège perché sur une vis, sur plusieurs vis, en métal, ou en bois, sur des coulisses, des glissières, avec trous, clavette d'arrêt, etc., etc., en un mot, sur *un mécanisme*[1].

Eh bien, je déclare que les auteurs parlent d'or quand ils demandent qu'on mette de côté (v. p. 45) tous les sièges à mécanisme. J'ai donc dû recourir à un mode de différentiation tellement simple qu'il ne séduit de prime-abord que les savants — notamment M. le professeur Panas, président de l'Académie de médecine[2] — et ceux qui regardent non pas les apparences banales d'un outil, mais l'idée qui l'anime, son but, ses services.

Ceux du *siège différentié par rognage semestriel ou annuel* sont tellement grands qu'aucun siège, même ceux à vis, ne peu-

---

1. J'ai sous les yeux un catalogue d'une excellente maison qui croit — puisqu'elle le dit — qu'un siège ainsi armé contre la stabilité, la solidité, la durée, les doigts et les vêtements du liseur est un siège qui s'élève et s'abaisse « sans mécanisme ».

2. *Bulletin officiel de l'Académie,* p. 62.

vent fournir une DIFFÉRENCE plus EXACTE. La raison de cette exactitude de la DIFFÉRENCE par le siège DIFFÉRENTIÉ PAR ROGNAGE réside dans ce fait bien connu, à savoir qu'un vêtement fait sur mesure va toujours mieux qu'un vêtement de confection. Or, les sièges établis d'après des *moyennes*, même d'après celles de Cohn, de Cardot, qui sont des monuments de patience et de savoir, sont des sièges de confection.

De Bagnaux, dès 1870, a exécuté le mobilier scolaire de confection en exposant dans ses *conférences sur le mobilier scolaire* [1] les conditions nécessaires pour que « la table soit accommodée à l'enfant et non l'enfant accommodé à la table. »

**Procédé dit du rognage.** — Le dossier, le siège des chaises de bois, de paille, cannées que je préconise, sont (largeur et hauteur) réglés comme je viens de l'écrire.

Mais la hauteur du *dessus* du siège *au plancher* est de :

$0^m08$ cent. pour la taille de $1^m$ » à $1^m10$ type 1.
$0^m61$ cent. — de $1^m10$ à $1^m35$ — 2.
$0^m63$ cent. — de $1^m35$ à $1^m50$ — 3.
$0^m62$ cent. — de $1^m50$ à $1^m60$ — 4.

Ces hauteurs de siège sont des *moyennes, intentionnellement* trop grandes) autrement dit, le siège ayant une de ces hauteurs est toujours un peu *trop haut*.

Pour transformer ce siège de *confection* en un siège sur *mesure*, à DIFFÉRENCE *exacte*, je procède de la manière suivante : soit, par exemple, un enfant de 1 mètre à $1^m10$ centimètres :

1° Je place le type 1 en *distance négative* de 1 à 5 centimètres sous une *liseuse familiale* (T. II. horizontale), sous l'accoudoir de ma chaise *différentiomètre* (fig. 23), ou sous une large planche dont le dessus est maintenu horizontal et à $0^m85$ centimètres du plancher par deux tréteaux, etc.

2° Je prie l'enfant de s'y asseoir, la tête droite, les yeux regardant horizontalement à 5 mètres, la poitrine frôlant le bord postérieur de la liseuse ou de l'accoudoir *différentiomètre*, etc., les coudes rapprochés du tronc, les mains (petits doigts dessous) reposant sur le quart postérieur de la *liseuse*, ou de l'*accoudoir*, les avant-bras *d'équerre* avec le bord postérieur de la *liseuse* ou de l'accoudoir de *ma chaise différentiomètre*.

_________

1. Hachette, Delagrave.

3° Je mesure avec deux règles plates de longueur convenable coulissant l'une sur l'autre dans la main qui les unit, ou avec un instrument spécial la distance qui sépare le *dessous* du coude de la partie du *dessus* du siège située verticalement en dessous.

Si la distance du coude au-dessus du siège (D. C. à D. S.) est égale à celle du dessus de la table à celle du dessus du siège (D. T. à D. S.) les avant-bras sont horizontaux et la DIFFÉRENCE est *exacte*.

Si, au contraire, D. C. à D. S. dépasse D. T. à D. S. de 5 centimètres, par exemple, les avant-bras sont *inclinés d'arrière en avant* et la DIFFÉRENCE est *inexacte*. Il faut alors rogner les quatre pieds du siège, en retrancher 5 centimètres.

Tous mes types de siège étant intentionnellement fabriqués trop hauts, l'inclinaison de l'avant-bras *d'avant en arrière*, autrement dit D. T. à D. S. supérieure à D. C. à D. S. ne se rencontre pas.

Tous les six mois, tous les ans, quand la croissance [1] a fait perdre aux avant-bras l'horizontalité *différentielle*, les a réinclinés d'arrière en avant, le même procédé restitue l'*exactitude* de la DIFFÉRENCE.

Le prix d'une chaise scolaire n'atteignant *jamais* le prix du

1. Taille moyenne aux différents âges scolaires d'après Uffelmann (*loc. cit.*) :

|  | Garçons. | Filles. |
| --- | --- | --- |
| 8 ans. | 0,87 | 0,80 |
| 10 — | 1,22 | 1,20 |
| 11 — | 1,60 | 1,475 |

Accroissement de la taille aux différents âges :

|  | Garçons | Filles |
| --- | --- | --- |
| 5 à 6 ans. | 5,6 | 5,5 |
| 6 à 7 — | 6,1 | 6,0 |
| 7 à 8 — | 5,5 | 5,7 |
| 8 à 9 — | 4,1 | 4,8 |
| 9 à 10 — | 4,7 | 4,8 |
| 10 à 11 — | 3,5 | 5,0 |
| 11 à 12 — | 5,0 | 5,0 |
| 12 à 13 — | 5,2 | 5,5 |
| 13 à 14 — | 6,0 | 5,8 |
| 14 à 15 — | 5,2 | 3,1 |
| 15 à 16 — | 6,2 | 1,6 |
| 16 à 17 — | 6 | 1,1 |

La nécessité de mesurer la taille deux fois par an résulte des constatations suivantes de Carlier sur les élèves de l'École des enfants de

mécanisme le moins compliqué d'un siège à élévation facultative, l'économie est évidente. Enfin, il n'est pas nécessaire de sortir de l'École des arts et métiers pour *différentier exactement* un siège à l'aide de mon procédé, qui n'est, je le reconnais, qu'une imitation très *humanisée* du procédé de Procuste.

VIII. — LES SEMELLES A ARRÊTOIR ET A COULISSE (*fig.* 22). — Les *semelles* (*a*) émergent parallèlement en avant du patin (*x*). Elles portent, vissée à un angle droit sur leur face supérieure, une traverse (*b*) dite *arrêtoir*.

Sauf indication spéciale, je place la *traverse-arrêtoir* (*b*) en distance *négative* de 1 centimètre. La combinaison de l'Optostat avec les autres organes permet même de fixer la *traverse-arrêtoir* (*b*) en distance *nulle* (*b'*).

La *coulisse* dans laquelle les semelles glissent d'arrière en avant et réciproquement est formée :

*En haut,* par la face inférieure de l'entretoise inférieure (*c*);

*En bas,* par le plancher ou le carrelage de la salle sur lequel reposent les quatre pieds du bâti-soutènement de l'OPTOSTAT INTÉGRAL ROLLAND.

La hauteur de cette coulisse est égale à l'épaisseur des semelles (*a*) augmentée d'un millimètre.

Pour mettre à la distance *négative* choisie (1 à 5 c.) le cadre formé en arrière par le *patin* (*x*), à droite et à gauche par les *semelles* (*a*), en avant par l'*arrêtoir* (*b*), il faut, après y avoir introduit et vissé la chaise différenciée (pieds de derrière au *patin*, et pieds de devant aux équerres en fer (*d d*) placés sur les *semelles*).

1° A l'aide de la main droite, soulever le bord postérieur de la *tablette réversible* de bas en haut et d'arrière en avant;

2° Avec la main gauche ou avec le pied gauche, pousser d'arrière en avant le *cadre-porte-chaise* sus-décrit [placé

troupe de Montreuil. (*Recherches anthropom. sur la croissance.* Paris, 1892.)

| Ages. | 1ᵉʳ Examen. | 2ᵉ Examen. | Accroissement. |
|---|---|---|---|
| 13-14 ans. | 1,450 | 1,474 | 0,015 |
| 14-15 — | 1,510 | 1,538 | 0,028 |
| 15-16 — | 1,572 | 1,601 | 0,022 |
| 16-17 — | 1,623 | 1,649 | 0,010 |
| 17-18 — | 1,635 | 1,661 | 0,026 |

Dans d'autres séries, l'accroissement semestriel était de 2ᵐᵐ2, 8ᵐᵐ0, 1ᵐᵐ3, 9ᵐᵐ7, 1ᵐᵐ3, 2ᵐᵐ0, 2ᵐᵐ2; etc., et l'accroissement annuel s'élève à 5ᵐᵐ4, 6ᵐᵐ5, 3ᵐᵐ3, 2ᵐᵐ2.

horizontalement sur le plancher et ayant le champ antérieur de sa *traverse-arrêtoir* (b) en contact avec le *champ postérieur de l'entretoise-butoir* (c)] sous cette dernière, jusqu'au moment où le champ postérieur de la *traverse-arrêtoir* (b) est en contact avec le *champ antérieur de l'entretoise-butoir* (c).

Un mouvement inverse du *cadre-porte-chaise*, précédé du

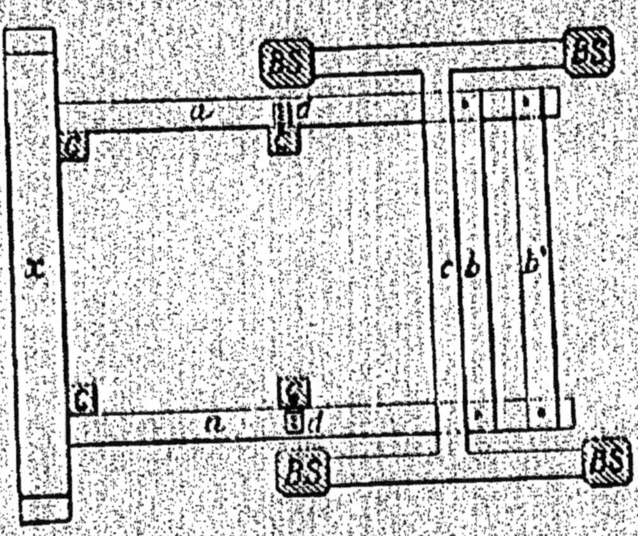

## VIII

*Fig. 22.* — Semelles à arrêtoir et à coulisse.

a, a) Semelles ;
b) Traverse dite arrêtoir de distance négative ;
b') Traverse dite arrêtoir de distance nulle ;
c) Entretoise inférieure dite butoir ;
d, d) Équerres en fer vissées en bas aux semelles et latéralement aux pieds de la chaise ;
x) Patin ;
B S) Section horizontale des pieds du bâti-soutènement ;
O) Section horizontale des pieds de la chaise ;

même mouvement de bascule du *bâti-soutènement* de l'Ortostat Intégral Rolland, rend la liberté au *cadre-porte-chaise* au moment, par exemple, du nettoyage de la salle.

Car même avec le *pupitre-scolaire* construit aux petites dimensions réglementaires, l'enfant peut se mettre en place et en sortir sans désunir le siège ou le pupitre. Cette dernière facilité et la légèreté du *bâti-soutènement* (légèreté n'excluant pas la solidité) permettent même, quand on le désire, d'unir à demeure, à l'aide de deux boulons, les *semelles* à l'*entretoise-butoir*, la chaise à la table.

*L'optostat* rend inutile les *semelles-arrétoir* quand le destinataire de l'OPTOSTAT INTÉGRAL ROLLAND est un adulte.

IX. — L'APPUI-PIED A QUATRE CROIX (*fig.* 20). — Cet appui-pied est maintenu horizontal ou incliné d'avant en arrière entre les quatre pieds du bâti-soutènement de l'OPTOSTAT INTÉGRAL à la hauteur qu'exige la taille du destinataire par quatre croix dont les deux croisillons antérieurs et les deux croisillons postérieurs reposent sur quatre équerres à branches supérieures horizontales ou inclinées d'avant en arrière, percés (les croisillons et les branches supérieures des équerres) d'un trou contenant un boulon (écrou en bas).

Les angles droits antérieurs et ouverts en dehors et les angles droits postérieurs et ouverts en dehors de l'*appui-pied à quatre croix*, en emboîtant les premiers la face interne et la face postérieure des deux pieds antérieurs du bâti-soutènement de l'OPTOSTAT INTÉGRAL, et les deuxièmes la face interne et la face antérieure des deux pieds postérieurs du susdit, guident et facilitent le mouvement d'élévation et d'abaissement de l'*appui-pied* et lui interdisent les mouvements horizontaux de latéralité.

Les branches verticales des quatre équerres vissées à la face interne des quatre pieds du *bâti-soutènement* de l'OPTOSTAT INTÉGRAL, à une hauteur proportionnée à la longueur des jambes du travailleur de près, limitent la descente de l'*appui-pied*.

Les quatre boulons (écrou en bas), en reliant les quatre croisillons susdécrits aux branches horizontales des quatre équerres, interdisent à l'*appui-pied* les mouvements de bascule d'avant en arrière et réciproquement.

Pour descendre l'*appui-pied* quand la croissance du travailleur de près l'exige, il suffit de dévisser les branches verticales des équerres et de les visser plus bas à la face interne des quatre pieds du bâti-soutènement.

Pour exhausser l'*appui-pied*, il suffit de dévisser les branches verticales des équerres et de les visser plus haut à la face interne des quatre pieds du bâti-soutènement de l'OPTOSTAT INTÉGRAL.

Quand le siège *différentié* a une hauteur moyenne de :

    0m68, l'appui-pieds est à 0m40 du sol.
      0m04,      —        0m32   —
      0m03,      —        0m28   —
      0m02,      —        0m22   —

X. — Un bâti-soutènement sans traverse postérieure (*fig*. 20). Cette absence de traverse postérieure dans le *bâti-soutènement*, spécialement construit[1] pour l'Optostat Intégral Rolland ou sa suppression dans les tables d'étude de classe aménagées pour le recevoir, est rendu nécessaire par l'impérieuse nécessité d'avoir la différence exacte et de mettre le siège du travailleur de près en distance *négative*, conditions sans lesquelles le travailleur de près ne peut pas être assis en position droite.

Pour rendre au *bâti-soutènement* d'O. I. R. construit sans traverse postérieure le degré de stabilité et de solidité dont l'absence de traverse postérieure le prive, je place une entretoise supérieure (*fig*. 18) qui relient entre elles les deux traverses latérales du *bâti-soutènement*. Cette entretoise fournit, en outre, en avant un point d'appui à un fond (*t*) qui forme, avec le dessus *réversible* et avec sa partie dormante et ses parties latérales, une cavité angulaire que j'utilise (casier) pour y placer les livres et les cahiers (*fig*. 18 et *fig*. 19).

La hauteur du *bâti-soutènement* prise du dessous de l'*arête postérieure* de la *tablette réversible* au sol est de 0ᵐ82 1/2. Cette hauteur est *constante*. Les autres dimensions varient au gré du destinataire (Etat, Commune, particulier).

*L'espace occupé d'arrière en avant* de la partie postérieure du dossier à l'arête antérieure du *pupitre scolaire à Optostat Intégral*, — le siège étant en distance *négative* de 1 centimètre, — est de 0ᵐ74. Etant donné que le *pupitre scolaire*, Modèle Rolland (*fig*. 20) a une *tablette* de la largeur (*type 5*) prescrite par le A. M. du 17 juin 1880, il en résulte que le *pupitre scolaire* O. I. Rolland occupe un espace moindre que celui (0ᵐ80) indiqué dans les tableaux du Règlement pour la construction et l'ameublement des maisons d'école (A. M. 17 juin 1880) pour le même type.

1. Le *bâti-soutènement*, spécialement construit pour supporter l'Optostat Intégral Rolland, est formé (*Liseuse* et *Pupitre scolaire*) par quatre pieds unis, en *haut*, par une traverse large antérieure, et par deux traverses latérales larges, reliées par une entretoise supérieure. Dans la *Liseuse*, il comporte, en outre, deux *étagères* latérales avec lesquelles est articulée la *tablette réversible*.

# CHAISE DIFFÉRENTIOMÈTRE.

La chaise *différentiomètre Rolland* (fig. 23), se compose de six organes essentiels :

1º La *chaise* à dossier (a) à *élévation* et à siège à *avancement et à recul* ; (b) cette chaise est montée sur vis ; (c) verticale, permettant l'élévation et l'abaissement du dessus du siège ;

2º Un *cadre tournant* (g), dans lequel sont enchâssés les quatre pieds de la chaise et contenant dans sa traverse médiane (h) l'écrou de la vis (c) ;

3º Le support de la vis formé par deux patins (dd) reliés par deux semelles (ee) et une traverse médiane (f) dans laquelle est implantée la vis ;

4º Le *tibiamètre*, composé de un *étrier* (i), une *étrivière centrale* (j), un *accoudoir* (k), et quatre montants verticaux (llll) dont deux introduits dans deux douilles (mm) fixées au patin antérieur, relient le *tibiamètre* à la chaise ;

5º Une *toise* à curseur (n) mobile ;

6º Deux goupilles.

MODE D'EMPLOI : La chaise différentiomètre indique, comme il va être dit :

A. La taille du sujet ;

B. La largeur qu'il faut donner au siège de sa future chaise ;

C. La hauteur qu'il faut donner au dossier de sa future chaise ;

D. La hauteur qu'il devra y avoir entre le sol et le dessus du siège de sa future chaise, et par suite la **différence exacte** ;

E. La hauteur à laquelle il faudra fixer l'appui-pied de l'OPTOSTAT INTÉGRAL ROLLAND ;

F. La hauteur à laquelle il faudra fixer l'optostat choisi.

A. *Recherche de la taille*. — 1º Élever l'*étrivière* centrale (j) jusqu'au moment où le trou (o) qu'elle porte à 20 centimètres

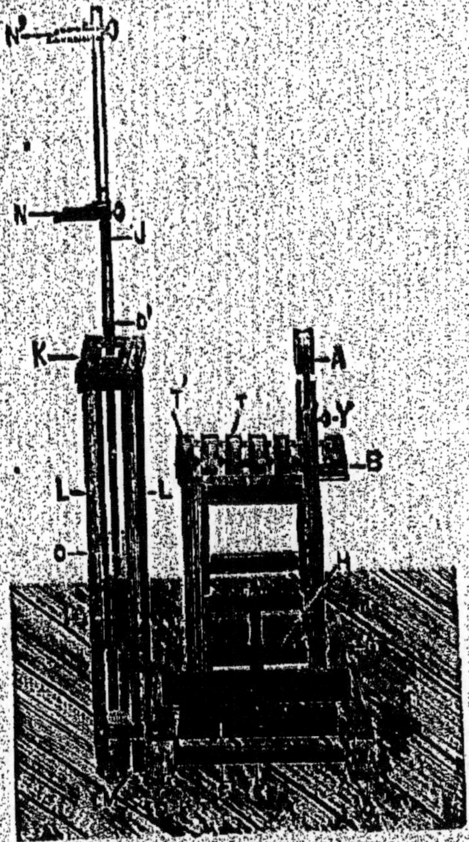

Fig. 21. — Chaise différentiomètre.

LÉGENDE.

a) Dossier à élévation facultative; — b) Bord postérieur du siège à avancement et à recul facultatif (chassis mobile); — c) Vis verticale; — o) Cadre tournant; — h) Traverse médiane supérieure ou porte-écrou; — dd) Patins; — ee) Semelles; — f) Traverse médiane inférieure ou porte-vis; — i) Étrier du tibiamètre; — j) Son étrivière centrale; — k) Accoudoir du tibiamètre; — llll) Montants verticaux du tibiamètre; — mm) Douilles; — n) Curseur mobile de la toise; — n') Pointillé représentant l'étrivière centrale transformée en toise; — o) Trou inférieur traversant l'étrivière; — o') Trou supérieur traversant l'étrivière; — (') Bord antérieur du chassis mobile; — t) Chassis mobile; — y) Vis de serrage.

de l'étrier apparaisse à deux cent. au-dessus de la surface supérieure de l'*accoudoir* (*k*) et la maintenir ainsi élevée à l'aide d'une des deux *goupilles* traversant le trou (*o*) qui vient d'apparaître au-dessus de l'*accoudoir* (*k*); 2° placer la tête de l'élève *chaussé* sous le *curseur* (*n*) et lire sur la tige verticale de la toise la taille que l'arrêt du curseur (*n*) indique.

B. *Recherche de la largeur du siège.* — 1° Tirer le châssis mobile (*l*) du siège en avant ou le repousser jusqu'au moment où le bord antérieur (*l'*) de ce châssis se trouve à 5 centimètres de l'articulation du genou (le genou étant plié à angle droit).

Étant donné que la largeur du siège de la *chaise différentiomètre* est 0<sup>m</sup>21 à l'état de repos (quand le bord antérieur de son châssis mobile (*l'*) affleure la face antérieure des deux pieds de devant), il suffit de mesurer la saillie du bord antérieur (*l'*) en avant des pieds de devant et de l'ajouter à 0<sup>m</sup>21 centimètres pour connaître la largeur exacte du siège qui convient au sujet examiné.

C. *Recherche de la hauteur du dossier.* — 1° Lever la traverse dossier (*a*) jusqu'au moment où elle atteint la région avec laquelle on veut la mettre en contact;

2° Serrer la vis (*y*) qui maintient levée la traverse dossier;

3° Mesurer la distance entre l'arête supérieure de la traverse (*a*) et le dessus du siège avec un mètre de bois droit[2].

D. *Recherche de la hauteur du siège au-dessus du sol.* —

1° Faire pivoter le siège *vide* jusqu'au moment où son dessus est à la hauteur *moyenne* qui convient à la taille du sujet examiné. Soit, par exemple, 0<sup>m</sup>08 centimètres pour une taille de 1<sup>m</sup>10 centimètres (voir p. 67);

2° Faire asseoir le sujet en attitude *droite*, les yeux fixés à 5 mètres, les coudes rapprochés du corps, les avant-bras d'équerre avec l'arête postérieure de l'*accoudoir* (*k*), les mains (petit doigt en dessous) reposant sur l'*accoudoir*, les deux pieds placés sur l'*étrier* immédiatement à droite et à gauche de l'*étrivière centrale*;

3° Regarder si les *avant-bras sont horizontaux*; dans le cas

---

1. Le pointillé (*fig.* 23) indique cette deuxième position de l'étrivière centrale transformée en toise.

2. Primitivement, j'avais fait graduer le dossier et le châssis mobile du siège. Mais la pratique m'a montré que la mesure prise avec un mètre indépendant causait moins de fatigue à l'examinateur et était plus rapide.

où les avant-bras sont inclinés d'*arrière* en *avant* faire tourner la chaise jusqu'au moment où les avant-bras sont horizontaux ; dans le cas contraire (avant-bras inclinés d'avant en arrière), pour rendre les avant-bras *horizontaux*, faire pivoter la chaise en sens inverse.

E. *Recherche de la hauteur de l'appui-pieds*. — Le sujet étant assis comme il vient d'être dit (D, § 2°) :

1° Saisir l'étrivière (*j*) avec les deux mains placées au-dessous de la *goupille* passée dans le trou supérieur (*o'*) de l'*étrivière* et tirer de bas en haut cette dernière jusqu'au moment où le dessus des cuisses est horizontal ;

2° Lire, sur la face antérieure de l'*étrivière* ainsi tirée, la hauteur à laquelle il faut placer le dessus de l'*appui-pieds à quatre croix*.

F. *Recherche de la hauteur de l'optostat*. — Le sujet étant assis comme il vient d'être dit (D, § 2), *mais les pieds sortis de l'étrier*, et placés sur le cadre tournant (*g*) ou sur un tabouret, *en tout cas au-dessous de l'étrier* :

1° Introduire une des goupilles dans le trou supérieur (*o'*) de l'*étrivière* de manière à ce qu'elle fasse une saillie suffisante pour avoir son extrémité (celle du côté du front du sujet) en contact avec une ligne verticale passant par l'arête postérieure de l'accoudoir ;

2° Placer la deuxième goupille dans le trou inférieur (*o*) de l'*étrivière* ;

3° Se servant de cette dernière comme d'une poignée, lever l'étrivière jusqu'au moment où la *goupille supérieure en saillie* est en contact avec le milieu du front du sujet ;

4° Mesurer avec un mètre de bois la distance qui sépare la goupille en contact avec le front du dessus de l'accoudoir. Cette mesure est la hauteur à laquelle il faut fixer la branche horizontale de l'*optostat* choisi.

---

# PRÉVENTION
## ET
## CURE DE LA MYOPIE, DE LA CYPHOSE
### Et de la scoliose des liseurs
### Par l'OPTOSTAT INTÉGRAL ROLLAND
### Par l'HYGIÈNE

---

### Prévention de la myopie, de la cyphose, de la scoliose.

La myopie, la cyphose et la scoliose des liseurs ayant pour cause la flexion de la tête pendant la lecture, l'écriture, le dessin, etc., l'OPTOSTAT INTÉGRAL ROLLAND, en prévenant la flexion de la tête en avant, prévient, par suite, la myopie, la cyphose et la scoliose des liseurs.

Cette omnipotence préventive de l'OPTOSTAT INTÉGRAL ROLLAND se manifeste non seulement quand il est convenablement utilisé par des sujets *non prédisposés*, mais encore quand les sujets sont *prédisposés*.

Car la *prédisposition* (insuffisance des exercices physiques[1], faiblesse musculaire[2], moindre résistance des tissus par alcoolisme des ascendants, croissance rapide[3], rachitisme[4], hérédité[5]) est incapable, livrée à ses propres ressources, d'engendrer la myopie, la cyphose et la scoliose des liseurs.

[1]. Martin de Bordeaux (myopie).
[2]. Petit; professeur Piéchaud de Bordeaux (scoliose).
[3]. Professeur Bouchard, professeur Combe (scoliose).
[4]. *Myopie :* Gillet de Grandmont. — *Scoliose :* Kirmisson de Paris; Girard de Berne; Schultess de Zurich.
[5]. *Scoliose :* Eulenbourg. — *Myopie :* Dor, Reismann, Górecki, Loring, Maes, Motais, Schmidt-Rimpler, Schneller.

La bosse oculaire et la bosse dorsale ne poussent dans les terrains préparés, même par l'hérédité[1], qu'à la condition d'y avoir été semées avec persistance par la flexion de la tête.

### Cure de la myopie.

L'emploi régulier de l'OPTOSTAT INTÉGRAL ROLLAND

*a)* Guérit la *myopie dynamique superficielle* (Martin);

*b)* Facilite la guérison radicale par l'ésérine ou par le nasaloréxis[2] de la *myopie dynamique profonde* (Martin, Lagrange, Grange);

*c)* Prévient la distension partielle de la calotte postérieure de l'œil, le *staphylôme* postérieur, la *myopie axile*, la *bosse oculaire*;

*d)* Rend la myopie axile faible et moyenne **stationnaire**,

1. L'enfant né d'un père et d'une mère myope ayant des yeux allongés, bossus même de 6 millimètres (j'en connais cent sept cas), ne naissent pas avec des yeux allongés, bossus, mais avec des yeux au dos plat, hypermétropes (pl. 1, fig. 1). *Il n'y a pas d'exception à cette règle.* Si les enfants des myopes deviennent plus souvent myopes que les autres, cela tient un peu à ce qu'ils ont hérité d'un fond d'œil moins résistant, mais surtout à ce que les parents myopes ont non seulement des yeux à vue courte, mais, même quand ils sont très intelligents et très instruits, un cerveau sans vision *préventive*.

— La bosse scoliotique n'est pas plus congénitale que la bosse myopique.

Dans ce domaine où je n'ai pas une expérience comparable à celle que j'ai acquise en myopie, je ne puis, ici comme ailleurs, mieux faire que de citer les auteurs les plus autorisés :

BOUVIER et PIERRE BOULAND (*In* Dechambre, *Rachis*, p. 575) : « *Scoliose congénitale.* — On ne l'a observée jusqu'ici que dans deux circonstances principales : 1° dans le rachitisme congénital; 2° chez les monstres. » Les fœtus que visent BOUVIER et PIERRE BOULAND sont celui de FLEISCHMANN (*De villis congenitis circa thoracem et abdomen*), Erlanger, 1810, p. 8; celui de DEPAUL (V. ROHRER, *Thèse de concours sur les vices congénitaux des articulations*, 1851, p. 45). Ces monstres étaient des *anencéphales*. PHILIPPEAUX (Société de biologie, 1873) en a déposé un au Musée Dupuytren. Plus récemment (1896), COVILLE (*Revue orthopédie*, p. 180) a examiné mille nouveau-nés et n'a trouvé qu'un seul enfant atteint de scoliose congénitale due au rachitisme précoce.

2. Voir E. ROLLAND : *Myopie des Liseurs*, communication au Congrès des Sociétés savantes de Toulouse 1899. — Communication au XIIIe Congrès International de Paris, août 1900, p. 84.

procure la seule terminaison heureuse qu'un œil entré dans la troisième étape peut espérer ! ;

*e)* Permet aux myopes moyens et aux myopes forts encore pourvus d'acuité visuelle utilisable de lire, d'écrire, de dessiner, etc., *sans danger* [2], avec les verres qui corrigent partie ou totalité (Donders, Dor de Lyon, Giraud-Teulon, Mlard, Förster de Breslau, Dransart de Somains) de leur myopie ;

*f)* Prévient les complications de l'allongement progressif de

1. Giraud-Teulon, membre de l'Académie de médecine, *in* Dechambre, art. Myopie. — « Que le jeune myope, en sortant du collège, continue pendant de longues années, sans connaître ni suivre par conséquent les règles hygiéniques auxquelles il doit s'astreindre, les travaux qui exigent de lui le rapprochement excessif des objets, alors, nous ne craignons pas de l'avancer, sa myopie est *vouée à la progression continue et menacée de toutes les conséquences de la distension incessante des membranes oculaires.*

« Aujourd'hui, il n'y a rien dans l'hygiène oculaire de plus digne de la préoccupation du médecin de la famille que la surveillance de la myopie. Abandonné à lui-même, soumis à la *continuité* d'action des causes qui ont décidé de sa forme, l'œil *trop long*, a pour PERSPECTIVE FATALE, soit la myopie progressive, soit l'asthénopie musculaire. L'œil myope ne devient un œil à peu près *normal* que lorsque le processus de l'atrophie et la distension des membranes profondes sont arrivés à un *état stationnaire, et cela n'arrive qu'à la suite d'une hygiène oculaire spéciale ou de la cessation du travail de près.* »

Je (l'auteur) citerai un exemple, entre mille, l'observation de H. Derby (*Boston méd.*, 1887) :

Un jeune homme issu de père et de mère myopes, qui

|  | à gauche. | à droite. |
|---|---|---|
| à 10 ans avait............... | M. 0.75 | emmétropie. |
| à 12 — ............... | M. 0.75 | M. 0.75 |
| à 15 — ............... | M. 2.75 | M. 2.25 |
| à 17 — ............... | M. 4.5 | M. 4.5 |
| à 19 — ............... | M. 5.5 | M. 5.5 |

2. « Certaines conditions sont indispensables pour que l'on puisse « donner des verres concaves aux myopes pour la vision de près. « Avec ces verres, le *myope est exposé à un grand danger* : « c'est de rapprocher les objets pour avoir des images rétiniennes « plus grandes ; il est alors obligé en même temps de faire des efforts « d'accommodation pour ramener sur la rétine le rayon que le verre « réunit en arrière dès que l'objet est rapproché. *Pour empêcher ces* « *rapprochements et ces efforts d'accommodation*, il faut **avertir** « le myope qu'il ne doit **jamais** travailler avec ses lunettes à une « distance plus courte que celle de 14 à 15 pouces, et **qu'il doit pour** « **ainsi dire immobiliser** sa TÊTE et son LIVRE à la **distance** « voulue par UN MOYEN MÉCANIQUE QUELCONQUE. » Meyer, *Traité pratique des maladies des yeux*, 1873, Paris.)

l'œil et de la congestion des membranes oculaires : la *tendance à la divergence*, l'asthénopie (diplopie, vertiges, douleurs de tête), le strabisme divergent (loucherie en dehors), la perte de la vision binoculaire ; *la congestion du fond de l'œil*, les photopsies, le scintillement apparent dans l'espace, la fatigue des yeux, les douleurs au fond de l'orbite, la sensation de pression dans le front, la céphalalgie, les mouches volantes (l'état d'esprit lamentable et déprimant qu'engendre la découverte et la recherche incessante de ces mouches volantes) ; les altérations anatomiques du fond de l'œil, la *diminution graduelle de l'acuité visuelle*, les métamorphopsies[1], les scotômes, la disparition de la vision directe, le décollement de la rétine, la cataracte polaire, l'amaurose, L'INUTILITÉ SOCIALE.

### Cure de la cyphose.

L'utilité de l'ORTOSTAT INTÉGRAL ROLLAND dans la cure de la cyphose est tout entière contenue dans le § 3 des conseils suivants, donnés par M. le D<sup>r</sup> Combe (*loc. cit.*), professeur de clinique infantile à l'Université de Lausanne :

« 1º Combattre l'effet de la prédisposition à l'incurvation en assurant aux enfants des exercices salutaires : jeux scolaires, travaux manuels et exercices corporels plus fréquents ;

« 2º Diminuer la longueur de la station assise, en multipliant les récréations et en restreignant les devoirs à la maison ;

« 3º *Enfin et surtout surveiller* dans *les classes* (et à la maison) *la position de la tête* qui s'incline trop en avant, en empêchant *l'enfant de s'approcher plus près* (de 0<sup>m</sup>35) *de l'objet qu'il regarde.* »

### Cure de la scoliose.

« Dans quelle mesure l'intervention de l'art est-elle utile ou
« nécessaire dans la scoliose[2] ?

« Il n'est démontré par aucun fait sans réplique que les
« moyens de l'art aient jamais restitué la conformation nor-
« male aux vertèbres inégalement développées à droite et à
« gauche ni aux côtes courbées à leur niveau. La *guérison*
« *complète, radicale, de la vraie courbure latérale* de l'épine
« est donc *jusqu'à présent un mythe*, et cependant l'interven-

---

1. Déformation apparente de l'objet visé ; les lignes droites, verticales et horizontales semblent infléchies à certains endroits.

2. BOUVIER et PIERRE BOULAND, *loc. cit.*, p. 615.

« tion de l'art est d'une haute utilité et souvent d'une absolue
« nécessité, dans une foule de cas de ce genre, particulièrement
« pendant toute la durée de la jeunesse.

« Pour concilier ce que ces deux propositions ont de contra-
« dictoire en apparence, il suffit de rappeler que toute scoliose
« se compose de deux éléments, la *déformation* et la *flexion*,
« et que dans la marche progressive de la *déviation*, il est
« bien rare que la *déformation* prenne une grande extension
« sans avoir été précédée d'une *augmentation de la flexion*.

« Or, si la première (la déformation), est peu accessible à
« nos moyens d'action, il n'en est pas de même de la seconde
« (la flexion), que l'on peut atteindre et à laquelle on peut im-
« primer d'heureuses modifications.

« De cette différence découlent essentiellement les résultats
« positifs ou négatifs, toujours incomplets de l'orthopédie rachi-
« dienne.

« De là dérivent aussi la plupart des conditions de curabi-
« lité : 1° les positions du corps; 2° les bandages machines
« et autres moyens mécaniques; 3° la gymnastique; 4° les mo-
« dificateurs généraux pharmaceutiques ou autres, externes ou
« internes. »

L'Orthostat Intégral Rolland étant capable de prévenir et
de corriger l'Attitude vicieuse, est donc une condition de
curabilité de la *flexion* et un puissant renfort de toutes celles
que Bouvier et Pierre Bouland exposent dans les chapitres
dont je viens d'indiquer les titres.

L'Orthostat Intégral Rolland, *utile contre l'élément*
« flexion » *l'est-il contre l'élément* « déformation » ?

« La déviation latérale de l'épine ne guérit jamais aban-
« donnée à elle-même; constamment, une fois qu'elle s'est dé-
« veloppée d'une manière sensible, elle persiste ou s'accroît.

« La persistance de la difformité dans un **état station-**
« **naire**, telle est donc la seule terminaison heureuse que
« l'on puisse attendre de la marche naturelle de la scoliose, et
« encore cette terminaison, dans *les déviations non traitées*,
« est-elle peu commune chez les jeunes sujets. » Bouvier et
« Pierre Bouland, *loc. cit.*, p. 614.

« … La nature des travaux, les attitudes habituelles, etc.,
« *exercent une grande influence* sur la marche et les
« progrès de la déviation.

« Pour ne pas tomber dans des redites inutiles, nous dirons
« d'une manière générale que toutes les *circonstances favora-*
« *bles à l'apparition* de la scoliose sont **également** de nature

« à favoriser ses progrès plus promptement bornés ou
« ralentis chez les individus placés dans des conditions oppo-
« sées. » BOUVIER et PIERRE BOULAND, *loc. cit.*, p. 613.

LA FLEXION DE LA TÊTE ET L'ATTITUDE VICIEUSE qu'elle
engendre étant une circonstance favorable à l'apparition de la
scoliose, sa suppression par l'emploi de l'OPTOSTAT INTÉGRAL
ROLLAND est également de nature à rendre stationnaire la « déformation », à s'opposer à ses progrès, à ses complications, à
procurer la *seule terminaison heureuse* que peuvent espérer
les parents qui ont dédaigné l'emploi de l'OPTOSTAT INTÉGRAL
ROLLAND au moment où l'élément « Flexion » existait seul, au
moment où l'enfant était « courbé » et non pas « bossu ».

# PRÉVENTION

## ET

# CURE DE LA MYOPIE

### PAR L'ÉSÉRINE ET LE NASALOREXIS[1]

## PAR L'ART

Un œil vaut ce que vaut son acuité visuelle. Or, comme il est démontré que l'acuité visuelle d'un myope est en raison inverse des altérations du fond de son œil et que ces dernières sont en raison directe de l'allongement de son axe antéro-postérieur, il en résulte, nécessairement, que pour conserver à l'œil tout son capital d'acuité visuelle natif, il faut traiter la myopie la veille du premier excès d'allongement et au plus tard dès son lendemain et au grand matin.

Le traitement de la veille du premier excès d'allongement est l'application stricte des conseils d'hygiène oculaire.

Car l'hygiène oculaire est un traitement incomparable.

Elle évite ou supprime les circonstances qui, en produisant la déchéance organique et la congestion de la tête et de l'œil, font le lit à la choroïdite et celles qui provoquent et entretiennent le spasme du muscle ciliaire, les variations et les excès de convergence, le surmenage des muscles obliques, en un mot, toutes les causes de la myopie des liseurs.

Malheureusement, en dehors du milieu ophtalmologique, à peu près tout le monde ignore que la myopie est une infirmité *évitable* et que l'hygiène oculaire est un moyen infaillible de l'éviter.

C'est à cette ignorance qu'il faut attribuer la marche envahis-

1. Communication au XIII⁰ Congrès international de médecine, Paris, 2-9 août 1900. — *Section d'Ophtalmologie*, in comptes rendus publiés par A. Chauffart, librairie Masson, Paris, 1901.

sante, notamment en France, du fléau myopique et l'indiffé-
rence avec laquelle l'opinion publique, qui s'était profondément
émue de l'affirmation de M. Brouardel : « Chaque année, en
France, plus de vingt mille personnes meurent de maladies
évitables », a entendu le cri d'alarme patriotique de M. Nimier :
« Chaque année, en France, plus de deux mille hommes du
contingent sont, du fait d'une myopie supérieure à six dioptries,
déclarés impropres au service militaire. C'est là une perte de
deux bataillons d'infanterie sur le pied de guerre. »

C'est encore cette ignorance, cultivée dans de vastes terrains
que fertilisent les préjugés et l'incurie[1], qui contraint l'Art à
rechercher un traitement capable de rendre stationnaire l'excès
d'allongement que l'hygiène oculaire n'a pas été chargée de
prévenir.

*Que doit être ce traitement !* — Il doit être d'une innocuité
absolue, incapable d'aggraver la situation actuelle du myope,
de compromettre son avenir, de laisser des stigmates qui
signalent à l'employeur, État ou Individu, ceux qui ont de-
mandé à l'Art la conservation du degré d'acuité visuelle que
la place convoitée exige. Enfin, il doit être prompt, c'est-à-dire
appliqué dès l'apparition du premier excès d'allongement quand
les yeux ont encore, suivant l'énergique expression de Giraud-
Teulon, « une valeur industrielle. »

Les trois premières conditions sont indispensables au traitement qui vise l'arrêt du premier excès d'allongement chez les
enfants ou les adultes dont l'acuité visuelle est égale ou à peine
inférieure à la normale, à la cure des myopies dynamiques
pures et à celle des myopies axo-dynamiques fortes et même
très fortes dans le total amétropique desquelles le chiffre spasme
est très grand et le chiffre allongement très petit, dans lesquelles, par suite, les membranes profondes sont à peine altérées
et l'acuité visuelle à peine diminuée.

La première et la troisième conditions sont négligeables dans
la cure des myopies axo-dynamiques fortes et très fortes dans

---

[1] « L'importance que chacun de nous attache à la vue, se traduit
« par cette locution proverbiale « tenir à quelque chose comme à la
« prunelle de ses yeux. » Il est de toute évidence que la conservation
« de la vue est un unanime et ardent désir. Malheureusement, il en
« est ici comme pour beaucoup de choses : nous n'en apprécions toute
« la valeur que lorsque nous en sommes privés. On donnerait une
« fortune pour récupérer la vue perdue, mais on ne prendra pas la
« moindre précaution pour la conserver. »
*La République*, Paris, 29 août 1901, art. : *Hygiène de la vue* par le
D<sup>r</sup> Léon Leriche, médecin consultant aux Eaux-Bonnes, directeur du
Sanatorium de Meung-sur-Loire.

le total desquelles le chiffre allongement est très grand et le chiffre spasme très petit, dans lesquelles, par suite, les altérations des membranes profondes sont extrêmes et l'acuité visuelle descendue au-dessous des limites que la lutte pour la vie exige.

*Que peut produire ce traitement ?* — L'Art ne peut pas, au moins actuellement, réfectionner les coques oculaires atteintes dans leur hémisphère postérieur d'un trouble nutritif héréditaire ou acquis. L'hygiène seule est capable de les en préserver, autrement dit d'éviter ou de supprimer le premier facteur de l'allongement antéro-postérieur : la diminution de la résistance du fond de l'œil.

L'Art doit se contenter de la recherche des moyens de rendre la poussée intra-oculaire inférieure à la résistance de la coque oculaire.

Cette limitation de la sphère d'action de l'Art ne diminue pas sa puissance ; car les deux facteurs de l'allongement antéro-postérieur de la myopie jouant à son égard le rôle de composantes également nécessaires pour le rendre stationnaire, pour prévenir les progrès de la myopie et ses complications, il suffit de supprimer l'un d'eux.

Deux méthodes pour diminuer la tension intra-oculaire génératrice de l'allongement de l'axe antéro-postérieur sont en présence.

La première diminue directement la tension intra-oculaire à l'aide de traitements anti-glaucomateux.

Elle donne d'excellents résultats.

Elle n'a contre elle que sa gravité, ses stigmates, et, par suite, l'impossibilité de l'utiliser dans la cure du premier excès d'allongement, dans la prévention de la myopie moyenne dans la cure des myopies fortes et très fortes dont le total contient un chiffre très faible d'allongement et un chiffre de spasme très grand, dans ces myopies où les altérations des membranes profondes et la diminution de l'acuité visuelle n'existent pas ou existent à peine.

D'autres — dont je suis — d'abord séduits par Donders, Giraud-Teulon, l'École de Bâle, Fuchs, puis convaincus par Georges Martin, Lagrange, Grange, et par leur expérience personnelle, que la chaîne à l'aide de laquelle la civilisation tire le fond de l'œil d'avant en arrière à trois anneaux : la lecture, le spasme et la tension intra-oculaire, ne pouvant pas briser le premier anneau, recherchent la rupture du second.

Cette suppression du spasme du muscle ciliaire procure une série de bénéfices.

Elle guérit radicalement la myopie dynamique, retranche du total amétropique des myopies axo-dynamiques, dites statiques, et le chiffre bombement du cristallin et le chiffre distension totale de l'hémisphère postérieur.

Or, ces chiffres ne sont pas à dédaigner. Le premier, de l'avis de Martin, de Lagrange, de Grange, atteint deux, trois, quatre, neuf dioptries et plus. Tant qu'au retrait de l'hémisphère postérieur, il n'a pas besoin d'être bien accentué pour corriger la myopie d'une façon notable.

La suppression du spasme ciliaire procure un bénéfice moins tapageur, qui flatte moins les myopes et leur entourage, mais que l'oculiste, qui sait le péril myopique, estime plus important.

Troquer, en effet, un verre de myope fort contre un verre un peu moins fort, et même un verre concave contre un verre convexe, n'est qu'un bénéfice relatif. Tandis que prévenir l'ectasie staphylomateuse, ses progrès, la diminution ou la perte de l'acuité visuelle ou la maintenir à un degré utile est un bénéfice bien plus estimable.

J'emploie pour le faire comprendre aux gens du monde cette formule vulgaire que je vous prie d'excuser : « Avec un objectif très ordinaire et une plaque sensible, un photographe obtient un cliché suffisant; mais avec le meilleur des objectifs et une plaque voilée, il n'obtient rien d'utile. »

Si maintenant nous recherchons le moyen de faire disparaître le spasme du muscle ciliaire, nous tombons dans un carrefour d'où partent une infinité de routes.

L'existence des unes — l'influenza, l'urticaire, l'herpès, le diabète, la diphtérie, la syphilis, les poissons et les viandes corrompues, les traumatismes de la région dentaire, nasale, péri-orbitaire, oculaire — a été révélé par le hasard.

Les autres — l'atropine, la suggestion, l'opération de Hancock, de Vose Salomon, de Vacher, de Fukala — sont des œuvres médicales.

Les moyens du premier groupe ne sont pas utilisables dans la prévention et dans la cure de la myopie volontairement recherchées.

Les opérations de Hancock, de Vose Salomon, de Vacher, de Fukala ont trop de gravité et laissent trop de stigmates pour être employées dans la cure de la myopie dynamique pure ou combinée avec un allongement faible et même moyen de l'œil.

L'atropine n'a ni gravité ni stigmates. Malheureusement,

l'effet parésiant (?) de l'atropine cesse quelques jours après la dernière instillation. Enfin, l'atropine ne fait pas disparaître le spasme profond (myopie dynamique profonde) de Georges Martin.

L'ésérine et le nasalorexis donnent, au contraire, satisfaction à tous les desiderata de la prévention et de la cure de la myopie.

Ces deux modes de traitement sont l'un et l'autre d'une innocuité absolue. Incapables d'aggraver la situation actuelle du candidat à la myopie ou du myope, de laisser des stigmates, ils peuvent par suite l'un et l'autre être employés dès le lendemain de la myopie. J'ai la conviction que ces procédés, — ou les perfectionnements de l'idée thérapeutique qu'ils traduisent, — seront prochainement employés dès la veille de l'excès d'allongement de la myopie.

Car il apparaîtra prochainement à tout le monde que préserver à l'aide d'un artifice de l'Art les yeux nés pour le regard vague, de l'usure que leur cause la vision distincte imposée par la civilisation est aussi logique que de ferrer les bœufs, quand leurs pieds, faits pour les chemins de gazon, sont contraints par l'aiguillon à marcher lourdement chargés sur les aspérités des cailloux de la route.

## LA CURE D'ÉSÉRINE.

On dit communément que le sulfate neutre d'ésérine *contracture* le muscle ciliaire. Ce fait, généralement vrai après quelques instillations de sulfate neutre d'ésérine, cesse de l'être quand on prolonge les instillations de ce myotique.

L'explication de ce fait se trouve dans ces lignes de Landolt :

« On ne doit pas perdre de vue que l'ésérine remplace ici la faradisation appliquée aux autres muscles du corps, et que, comme cette dernière, administrée d'une façon imprudente, elle peut anéantir la vitalité du muscle paralysé, au lieu de la réveiller et de l'entretenir jusqu'au retour de l'innervation normale. »

J'instille tous les soirs de une à trois gouttes de sulfate neutre d'ésérine dans les yeux myopes. Dans les cas que j'ai observés, cinq à dix instillations ont été nécessaires pour faire disparaître le spasme. Dans celui de Dobrwolky (Klin. Monat., f. aug., juin, 1800), après une instillation d'ésérine, la myopie disparaissait, mais reparaissait dès qu'on supprimait l'administration de ce myotique.

C'est qu'en effet, pour rendre impossible le retour du spasme, il faut anéantir la vitalité du muscle ciliaire. Ce résultat, l'ésérine extraite de l'amande de la fève du calabar ne le procure qu'après plusieurs centaines d'instillations.

L'observation que M. Bettremieux, de Roubaix, a communiquée (mai 1000) à l'Académie de médecine prouve que la pilocarpine a, comme le sulfate neutre d'ésérine, la propriété de faire disparaître le *spasme* du muscle ciliaire.

L'avenir dira, — ce qui me paraît probable, — si la pilocarpine (et les autres myotiques) a également le pouvoir d'anéantir la vitalité du muscle ciliaire, de supprimer l'accommodation.

Ces traitements, qui exigent une patience double et à toute épreuve, peuvent être conseillés aux myopes que le mot « opération » affole.

## LE NASALOREXIS.

La recherche du nasal externe est faite à l'aide des repères de Badal.

Depuis 1893, après une série de tâtonnements, j'ai pris l'habitude de saupoudrer la plaie de chlorure de sodium pur.

C'est à cette pratique que j'attribue la constance et la durée des résultats.

Après ces manœuvres, j'applique sur les deux yeux fermés une rondelle, un tampon de ouate, un bandeau assez épais pour intercepter tout rayon lumineux. Le nasarolexié doit demeurer dans cette obscurité absolue pendant quatre jours.

Quand le sujet peut s'abstenir de toute lecture pendant un mois, je le lui conseille.

Les résultats du nasalorexis se résument ainsi :

MYOPIE DYNAMIQUE PURE. — *Quand les myopes sont atteints d'une myopie dynamique pure nécessitant un verre concave de 1 D à 10 D, le nasalorexis :*

1o Les guérit radicalement, les rend emmétropes, leur permet de voir à distance sans verres concaves;

1. M. Bettremieux (Roubaix) a traité avec succès un enfant de quatorze ans atteint de 5 D à droite et de 1 D à gauche, par les instillations répétées de collyre à la pilocarpine, jointes à l'application d'un bandage ouaté compressif pendant la nuit. Au bout de cinq mois de traitement, le jeune écolier, sans interrompre ses études, vit sa myopie décroître, en sorte qu'elle ne mesurait plus que 3,50 D à droite et 2,75 D à gauche, ce que M. Bettremieux explique par le raccourcissement de l'axe antéro-postérieur du globe oculaire sous l'influence de la compression et du collyre myopique. (*Revue médicale.*)

2° Améliore, par suite, considérablement leur acuité visuelle.

MYOPIE AXO-DYNAMIQUE. — *Quand les myopes sont atteints de myopie axo-dynamique ou myopie commune, le nasalo-rexis :*

Guérit radicalement la partie dynamique de cette myopie commune et exerce sur la partie axile des effets qui varient suivant le degré de l'allongement :

A. *Quand on le pratique dès le lendemain du premier excès d'allongement, de l'apparition d'une myopie axile faible (au-dessous de 2 D),* le nasalorexis a pour résultat de préserver l'œil de :

1° De l'allongement moyen ;

2° De la myopie axile moyenne (de 2 à 4 D.) ;

3° De la désorganisation mécanique ;

4° De l'abaissement de l'acuité visuelle ;

5° De conserver à l'œil une valeur à peu près égale à celle d'un œil dont la rétine n'a pas dépassé la zone emmétropique.

B. *Quand on le pratique le lendemain de l'allongement moyen, de la myopie axile moyenne (de 2 à 4 D),* le nasalo-rexis a pour résultats :

1° De préserver l'œil de l'allongement fort, de la myopie forte (4 à 9 D) ;

2° De rendre stationnaire la désorganisation mécanique du fond de l'œil ;

3° D'exercer une action calmante et favorable sur les altérations du fond de l'œil ;

4° D'améliorer par suite l'acuité visuelle.

C. *Quand on la pratique à des myopes atteints d'une myopie axile forte (9 à 16 D) :*

1° De rendre stationnaire la désorganisation mécanique du fond de l'œil ;

2° De maintenir la myopie axile et l'acuité visuelle à un degré très proche de celui possédé au moment de l'intervention.

# CONCLUSIONS

I. — La flexion de la tête pendant la lecture est la cause déterminante de la myopie, de la cyphose et de la scoliose des liseurs.

La flexion de la tête pendant la lecture étant *évitable*, ces déformations de l'œil et de la colonne vertébrale sont des infirmités *évitables*.

II. — Pour s'opposer à la flexion de la tête pendant la lecture, il est absolument nécessaire mais il suffit de suivre le conseil contenu dans ces lignes extraites d'un rapport adressé au Ministre de l'Instruction publique, par l'Académie de médecine :

« Pour opposer une digue à l'accroissement du
« nombre des myopes et au développement de la myo-
« pie, on a fait quelques efforts. On a modifié le mobi-
« lier scolaire, on a recommandé la surveillance la
« plus attentive. TOUT CELA EST INSUFFISANT. *La seule
« mesure qui puisse inspirer confiance*, C'EST L'ADOP-
« TION DE TABLES POURVUES D'APPAREILS MÉCANIQUES
« s'opposant à l'universelle tendance qu'ont certains
« enfants à se rapprocher outre mesure. »

III. — Comme il est impossible de prévoir le degré de dilatation que subira un œil hypermétrope condamné par la civilisation à la lecture, de prédire si sa rétine sera refoulée jusqu'à la zone emmétropique ou la dépassera, l'intérêt bien entendu de l'Individu et de l'État ordonne à tous les parents et à tous les chefs d'institution de suivre le conseil de l'Académie de médecine, de ne permettre la lecture qu'aux yeux réellement et constamment maintenus par un appareil mécanique à 0m35 (minimum) du livre ou du cahier.

IV. — L'ignorance ou le dédain de ce conseil merveilleusement préventif de la myopie, de la cyphose et de la scoliose des liseurs, a pour conséquence fatale un *excès de courbure* de l'œil (myopie dynamique, myopie hémisphérique) et du rachis (cyphose, scoliose).

L'Art et l'Hygiène peuvent radicalement guérir cet excès de courbure de l'œil et de la colonne vertébrale.

V. — La permanence de cet *excès de courbure*, cultivée dans un trouble nutritif de l'œil ou de la colonne vertébrale acquis ou héréditaire, transforme une *flexion curable* de ces organes en une *déformation incurable*.

L'Art et l'Hygiène procurent aux liseurs parvenus à cette dernière étape la *seule* terminaison heureuse de cette déformation de l'œil et de la taille : *l'état stationnaire.*

VI. — Quand des brochures, des conférences, et surtout des articles dans les journaux politiques auront vulgarisé ce conseil de l'illustre Compagnie, le législateur — qui contraint les chefs d'industrie à préserver les ouvriers des accidents à l'aide d'appareils mécaniques — trouvera qu'il est également de son devoir d'ordonner aux chefs d'institution d'adapter aux tables de leurs classes et de leurs études les appareils mécaniques, qui préservent les liseurs d'une chute dans l'INUTILITÉ SOCIALE.

# TABLE ANALYTIQUE

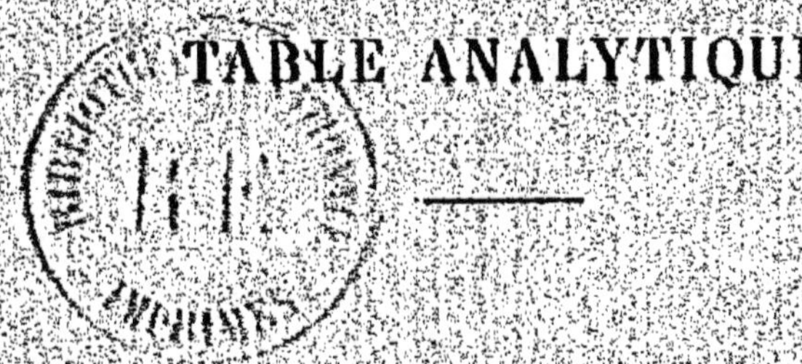

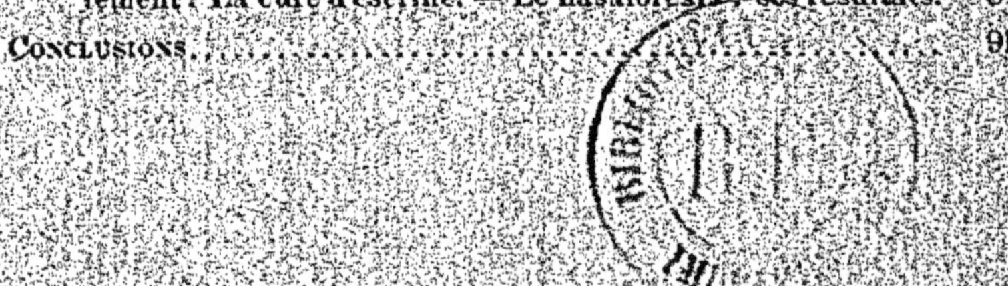

Toulouse, Imp. DOULADOURE-PRIVAT, rue St-Rome, 39. — 259

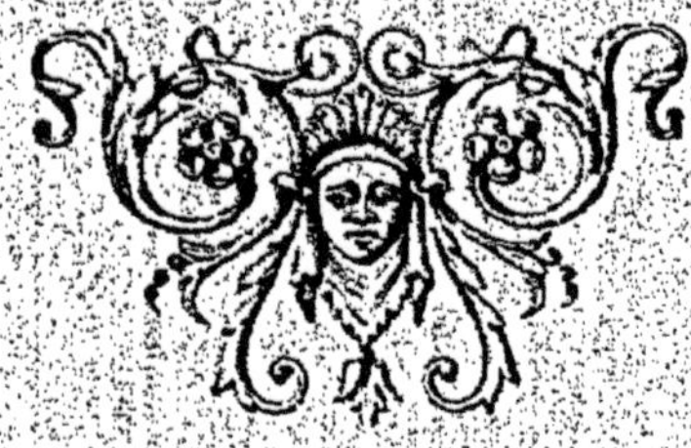

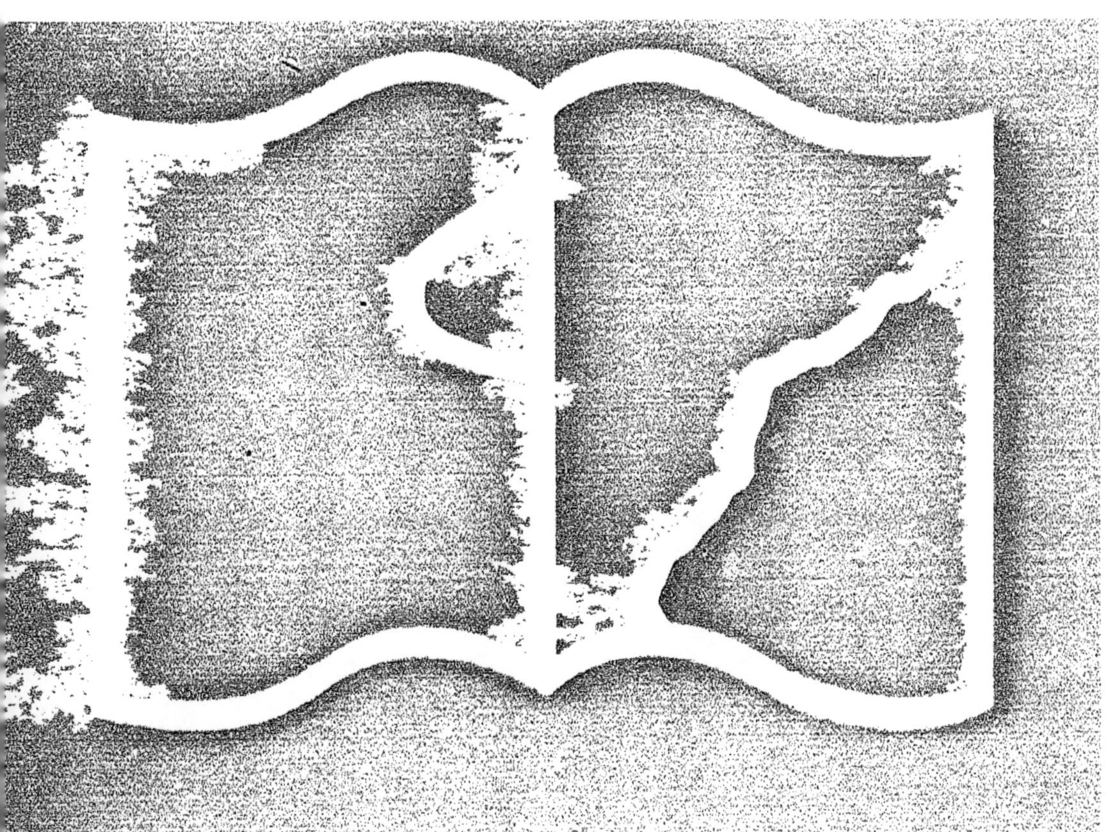

Texte détérioré — reliure défectueuse

**NF Z 43-120-11**

www.ingramcontent.com/pod-product-compliance
Ingram Content Group UK Ltd.
Pitfield, Milton Keynes, MK11 3LW, UK
UKHW020319130726
13696UKWH00003B/1116